Kinderwunsch – Wie Physiotherapie helfen kann

Anne Marie Jensen

Kinderwunsch – Wie Physiotherapie helfen kann

Mit 101 Abbildungen

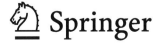

Anne Marie Jensen
Havnestadsklinikkens Fysioterapi
Kopenhagen, Dänemark

ISBN 978-3-662-58276-3   ISBN 978-3-662-58277-0   (eBook)
https://doi.org/10.1007/978-3-662-58277-0

Die Deutsche Nationalbibliothek verzeichnet diese Publikation in der Deutschen Nationalbibliografie; detaillierte bibliografische Daten sind im Internet über http://dnb.d-nb.de abrufbar.

Springer

Umschlaggestaltung: deblik Berlin
Fotos: Enok Holsegaard, Copenhagen und Abb. 3.2, 3.4, 5.3 Morten Rasch, Copenhagen
Zeichnungen: Anne Hviid Nicolaisen, Copenhagen
Übersetzung: Cindy Wannewitz, Kolding und Anke Heier, Copenhagen

Springer ist ein Imprint der eingetragenen Gesellschaft Springer-Verlag GmbH, DE und ist ein Teil von Springer Nature.
Die Anschrift der Gesellschaft ist: Heidelberger Platz 3, 14197 Berlin, Germany

I dedicate this book to Hana Volejnikova, Vlasta Bezvadova and Michaela Stredova, who struggled so hard to teach me all I know about The Mojzis Method.

Vorwort

Ungewollte Kinderlosigkeit ist ein wachsendes Problem in der westlichen Welt. Immer mehr Europäer erleben Schwierigkeiten mit ihrer Fruchtbarkeit. So sucht ungefähr jedes sechste Paar in Deutschland nach Hilfe, um die Anzahl an Kindern zu bekommen, die es sich wünscht. Deutschland befindet sich weltweit unter den Ländern mit der niedrigsten Geburtenrate. In meinem Heimatland Dänemark ist jedes fünfte Paar von ungewollter Kinderlosigkeit betroffen. Es ist das Land in der Welt, in dem die meisten medizinischen Fertilitätsbehandlungen pro Einwohner durchgeführt werden.

Die Ursachen für ungewollte Kinderlosigkeit sind vielfältig. Sie lassen sich nicht immer allein mit medizinischen Eingriffen beheben. Im Jahr 2016 wurden in Deutschland mehr als 100.000 In-vitro-Fertilisations(IVF)-Behandlungen vorgenommen, davon führten nur ca. 24 % zu einer Geburt. Die vielen Schwangerschaftsbehandlungen sind eine hohe Belastung für die betroffenen Frauen bzw. Paare und mit großen Kosten für das Gesundheitswesen verbunden. Zudem haben Kinder, die nach einer medizinischen Fertilitätsbehandlung geboren werden, ein höheres Risiko, ernsthafte Krankheiten wie Schizophrenie, Depression, Krebs, ADHS und erhöhten Blutdruck im Kindesalter zu entwickeln oder mit mentaler Behinderung oder einem angeborenen Herzfehler zur Welt zu kommen. Darum ist es wichtig, sich damit zu beschäftigen, wie man Unfruchtbarkeit vorbeugen und ungewollte Kinderlosigkeit mit Methoden behandeln kann, die für die betroffene Frau bzw. das Paar schonender sind.

Seit sich im Jahre 2010 die erste Fertilitätspatientin an meine physiotherapeutische Praxis in Kopenhagen wandte, habe ich eine große Menge an Literatur, wissenschaftlichen Dokumentationen, empirischen Daten und praktischen Erfahrungen aus eigenen Patientenbehandlungen darüber gesammelt, wie sich physiotherapeutische Methoden zu diagnostischen Zwecken, zur Vorbeugung und Behandlung von ungewollter Kinderlosigkeit verwenden lassen. Dieses Wissen und die Erfahrungen möchte ich mit dem Buch „Kinderwunsch – Wie Physiotherapie helfen kann" mit all denen teilen, die entweder ein persönliches oder ein fachliches Interesse an diesem Thema haben.

Die physiotherapeutische Fertilitätsbehandlung ist eine gesundheitsfördernde, schonende und effektive Behandlungsform, die sich mittlerweile auf eine solide wissenschaftliche Dokumentation stützen kann. Die physiotherapeutischen Prinzipien können sowohl zur Selbstbehandlung, bei individueller Therapie durch einen Physiotherapeuten als auch zum Training in einer Gruppe verwendet werden. Sie ist eine „Low-Cost-Methode", bei der es so gut wie keine Risiken oder negative Nebenwirkungen gibt.

Im Buch finden Sie, neben einer gründlichen theoretischen Einführung in die verschiedenen physiotherapeutischen Methoden, zwei Selbstbehandlungsprogramme und eine Reihe von konkreten Ratschlägen, die Sie sofort ausprobieren können, um Ihre reproduktive Gesundheit zu stärken bzw. aufrechtzuerhalten. Es sind Ratschläge, denen man leicht folgen kann und mit denen Sie auch eine Symptomverbesserung in Form von

Schmerzlinderung, verbesserter Beweglichkeit, besserer Haltung und weniger Stress-symptomen in Ihrem Alltag erleben können.

Ich wünsche Ihnen mit diesem Buch viel Vergnügen.

Anne Marie Jensen
Physiotherapeutin und B.A. Europäische Ethnologie
► http://www.fertilityandphysicaltherapy.com

Danksagung

Allen, die beim Entstehen dieses Buch geholfen haben, möchte ich meinen herzlichen Dank ausdrücken, besonders Vlasta Bezvodova, Michaela Stredova, Hana Volejnikova, Anne Hviid Nicolaisen, Enok Holsegaard, Zdenek Novotný, Lærke Priskorn, Kirsten Hedeager, Preben Christensen, Arne Grinsted, Anke Heier, Katrine Rimer, Morten Rasch, Kasper Vad, Ellen Hemme, Alexandra Mayr, Ina Hoang, Cindy Wannewitz sowie den Mitarbeitern des Springer-Verlags. Für ihre Liebe, Geduld und Unterstützung danke ich besonders auch meiner Familie und meinen Freunden.

Inhaltsverzeichnis

Abkürzungsverzeichnis

AMH Anti-Müller-Hormon; ein Hormon, das in den Eibläschen der Frau gebildet wird. Bestimmung zur Beurteilung der Eizellreserven

ART Assisted Reproductive Technology; assistierte Befruchtung; gemeinschaftliche Bezeichnung für alle Formen von Reagenzglasbehandlung

ATP Adenosintriphosphat; auch bekannt als der Brennstoff der Zellen

BMI Body-Mass-Index; wird genutzt, um das Verhältnis zwischen Körperhöhe und Gewicht im Vergleich zur offiziellen Empfehlung zu bewerten. Der BMI wird berechnet, indem man das Gewicht (kg) durch die Höhe im Quadrat (m^2) dividiert

CE-Kennzeichnung Produktkennzeichnung der EU (Communauté Européenne), wird an Industrieprodukten angebracht und zeigt, dass das Produkt in Übereinstimmung mit den geltenden EU-Gesetzen hergestellt wurde

ED Egg donation; Eizellspende

FER Frozen embryo replacement; Behandlung mit eingefrorenen/aufgetauten Eizellen

FSH Follikelstimulierendes Hormon; wird in der Hypophyse zur Stimulation der Follikel im Eierstock produziert

HPA-Achse Hypothalamic-pituitary-adrenal axis; Hypothalamus-Hypophysen-Nebennierenrinden-Achse

ICSI Intrazytoplasmatische Samenzellinjektion (auch bezeichnet als Mikroinsemination); eine einzelne ausgewählte Samenzelle wird in ein entnommenes Ei gespritzt

IUI Intrauterine Insemination; mit Hilfe eines dünnen Plastikröhrchens wird der Samen des Mannes in die Gebärmutter der Frau eingeführt

IUI-D Intrauterine Insemination mit Spendersamen (donor)

IVF In-vitro-Fertilization; Befruchtung im Reagenzglas

LH Luteinisierendes Hormon, auch als Lutropin bezeichnet; wird in der Hypophyse produziert und stimuliert den Eisprung

LLLT Low Level Laser Therapy; therapeutischer Laser, auch als biostimulierender Laser bekannt

NBCI National Center for Biotechnology

NSAID Non-steroid anti-inflammatory drugs; schmerzstillende Präparate mit entzündungshemmendem Effekt

PCO Polyzystische Ovarien

PCOS	Polyzystisches Ovarialsyndrom
PIR	Post Isometric Relaxation
PMS	Prämenstruelles Syndrom
PPLT	Proximal Priority Laser Treatment; Dr. Ohshiros lasertherapeutische Methode zur Behandlung der weiblichen Infertilität
SDI	Sperm decondensation index; wird verwendet, um die Bruchrate von Spermien-DNA zu messen
SSW	Schwangerschaftswoche

Meine erste Fertilitätspatientin (Kopenhagen 2010)

© Springer-Verlag GmbH Deutschland, ein Teil von Springer Nature 2019
A. M. Jensen, *Kinderwunsch – Wie Physiotherapie helfen kann*,
https://doi.org/10.1007/978-3-662-58277-0_1

1

Im Frühjahr 2010 schaffte ich mir einen GigaLaser für meine physiotherapeutische Praxis in Kopenhagen an. Das war der größte therapeutische Laser, den man damals auf dem Markt erwerben konnte. Es gab noch nicht viele Praxen, die einen solchen besaßen. Ich wollte ihn benutzen, um akute Sportverletzungen, Tennisarme, Arthrosen, Narben und dergleichen zu behandeln. Etwa 6 Monate später wurde ich von einer Frau aus Malmö in Schweden kontaktiert, die einen Termin für eine GigaLaser-Behandlung vereinbaren wollte. Sie wollte ihre Chancen, bei ihrem nächsten IVF-Versuch (In-vitro-Fertilisation = Reagenzglasbehandlung) schwanger zu werden, erhöhen. Sie hatte bereits ein Kind bekommen, hätte aber gerne ein weiteres gehabt und versuchte seit fast 5 Jahren vergeblich, schwanger zu werden. Sie hatte wirklich **alles** probiert – ohne Erfolg. Nun hatte sie gehört, dass eine Klinik in Oslo bei ungewollter Kinderlosigkeit die GigaLaser-Therapie einsetzte. Auch sie wollte diese Therapie versuchen und suchte dafür eine Möglichkeit in ihrer Nähe. Ich erklärte ihr, dass ich Physiotherapeutin sei und mich deswegen nicht mit Kinderwunschbehandlung beschäftige. Die Frau blieb jedoch hartnäckig. Schließlich willigte ich ein. Ich erlaubte ihr, während meiner Mittagspausen sechsmal innerhalb von 2 Wochen vorbeizukommen, um sich mit dem GigaLaser behandeln zu lassen.

Zwei bis drei Wochen nach Beendigung der Behandlung rief mich die Frau wieder an, um mir mitzuteilen, dass sie schwanger und sehr dankbar für meine Hilfe sei. Ich freute mich sehr für sie, aber tat dieses Ergebnis als Zufall ab. Die Frau hatte zwei befruchtete Eizellen implantiert bekommen und beide Eizellen entwickelten sich zu einer Schwangerschaft. Leider stellte sich heraus, dass sich eine Eizelle außerhalb der Gebärmutter festgesetzt hatte. Deshalb mussten die Ärzte beide Schwangerschaften abbrechen und ihren letzten Eileiter entfernen. Doch kaum hatte sie sich von der Operation erholt, tauchte sie wieder in meiner Praxis auf und fragte noch einmal nach sechs Laserbehandlungen. Dieses Mal kombinierte ich die GigaLaser-Behandlungen mit einer Laserakupunktur. Das heißt, ich stimulierte zusätzlich einige Akupunkturpunkte mit einem kleineren Lasergerät – einem Powerlaser. Einige Wochen später war die Frau erneut schwanger. Diesmal hatte sie eine unkomplizierte Schwangerschaft und brachte 9 Monate später ein gesundes Mädchen zur Welt.

Dieses Erlebnis beeindruckte mich sehr und setzte eine Menge Ideen und Fragen frei. Die Frau war mit allen drei befruchteten Eizellen schwanger geworden, nachdem sie mit der Lasertherapie behandelt worden war. Konnte diese Methode infertilen Frauen wirklich zur Empfängnis und einer erfolgreichen Schwangerschaft verhelfen? Waren vielleicht auch andere Formen der Physiotherapie – Übungstherapie, manuelle Therapie, Elektrotherapie – als fertilitätsfördernde Therapien brauchbar? Und was war mit den subfertilen Männern? Konnten die Lasertherapie oder andere physiotherapeutische Methoden auch die Spermienqualität verbessern?

Ich beschloss, mich bei meiner Gewerkschaft „Danske Fysioterapeuter" um Stiftungsmittel zu bewerben, um eine Literaturstudie durchführen zu können. Ich wollte alles sammeln, was weltweit an Material über physiotherapeutische (oder physiologische) Fertilitätsbehandlung publiziert worden war. Mir wurden schließlich 25.000 Dänische Kronen bewilligt, damit ich für 3 Monate meine Praxis einen Tag pro Woche schließen konnte, um auf diversen gesundheitsfachlichen Datenbanken und anderen Plattformen intensiv zu recherchieren. Es überraschte mich, wie viele wissenschaftliche Artikel und andere Literatur ich über das Thema finden konnte. Sie stammten sowohl aus Europa, Amerika als auch aus Asien. Obwohl ich bereits seit 12 Jahren mit großer Leidenschaft als Physiotherapeutin tätig gewesen war, hatte ich nie zuvor von Physiotherapie im Zusammenhang mit Kinderwunschbehandlungen gehört oder gelesen. Physiotherapeutische Fertilitätsbehandlung war mir bis zu diesem Zeitpunkt völlig fremd.

Nachdem ich das gesammelte Material durchgegangen war und meinen Bericht bei „Danske Fysioterapeuter" eingereicht hatte, begann ich eine Reihe von Studienreisen nach Tschechien, Deutschland und Griechenland zu unternehmen. Ich wollte mir ein paar der Behandlungsmethoden aneignen, die in der Fachliteratur beschrieben sind. Gleichzeitig kamen mehr und mehr infertile Frauen in meine Praxis – später auch Männer –, die ich mit dem Wissen und den Techniken behandelte, die ich mir im Ausland und durch die Fachliteratur angeeignet hatte.

Nach jeder einzelnen Behandlung schrieb ich ausführliche Tagebuchberichte. Diese Protokolle wollte ich später dazu nutzen, meine klinischen Erfahrungen zu systematisieren und mit der bereits vorhandenen Fachliteratur zu vergleichen. Dadurch wollte ich verstehen, welches Symptombild die Patienten haben müssen, damit die verschiedenen physiotherapeutischen Methoden erfolgreich an ihnen angewendet werden können. Natürlich wollte ich auch eine Statistik über meine Erfolgsrate führen. Waren die Studien, die ich in den wissenschaftlichen Datenbanken gefunden hatte, überhaupt wiederholbar? Konnte ich diese Methoden also bei meinen Patienten anwenden und die gleichen Ergebnisse erzielen?

Ende des Jahres 2015, als ich begann, die erste dänische Ausgabe dieses Buches zu schreiben, hatten ich und meine Kollegen in meiner Praxis „Sund Fertilitet" in Kopenhagen insgesamt 120 infertile Paare bzw. alleinstehende Frauen wegen ungewollter Kinderlosigkeit mit individueller Therapie behandelt. Daraus waren 79 Schwangerschaften entstanden. Von den 79 Paaren bzw. Frauen wurden 33 auf natürliche Weise ohne weitere Behandlung schwanger, 11 wurden zusätzlich mit Insemination (IUI) und 35 mit IVF oder ICSI behandelt. Diese Erfolgsrate erreichten wir, ob-

IUI
Intrauterine Insemination; die Samen des Mannes werden mit einem dünnen Plastikrohr direkt in die Gebärmutter der Frau eingeführt
IUI-D
Insemination mit Spendersamen

1

ART
„Assisted reproductive technology" (künstliche Befruchtung); allgemeiner Begriff für alle Formen von Reagenzglasbehandlungen (IVF, ICSI, FER und ED)

IVF
In-vitro-Fertilization; Befruchtung im Reagenzglas

ICSI
Intrazytoplasmatische Samenzellinjektion (auch Mikroinsemination genannt); eine einzelne ausgewählte Samenzelle wird direkt in eine der herausgenommenen Eizellen gespritzt

FER
„Frozen embryo replacement"; Implantation von eingefrorenen/ aufgetauten Eizellen

ED
„Egg donation"; Eizellspende

wohl die meisten dieser Patienten bereits viele Jahre erfolglos versucht hatten, ein Kind zu bekommen.

Ende 2015 begann ich neben der Einzeltherapie auch Gruppenkurse und -workshops mit fertilitätsförderndem Mind/ Body-Training anzubieten. Drei Jahre später, im September 2018, während ich an dieser deutschen Ausgabe des Buches arbeitete, kontaktierte ich alle Frauen, die in der Zeit von November 2015 bis November 2017 an den Trainingsgruppen teilgenommen hatten. Von den 126 teilnehmenden Frauen (im Alter von 27–46 Jahren) standen 122 für einen Follow-up-Kontakt zur Verfügung. Von ihnen sind 90 schwanger geworden, 34 auf natürlichem Wege. Eine Kombinationstherapie mit fertilitätsförderndem Gruppentraining und individueller Physiotherapie scheint also die Behandlungsform zu sein, mit der ich in meiner Praxis in Kopenhagen die beste Erfolgsrate erzielen kann.

Mit diesem Buch möchte ich mein gesammeltes Wissen und meine Erfahrungen im Bereich der physiotherapeutischen Fertilitätsbehandlung für alle zugänglich machen, die sich für dieses Thema interessieren.

Es richtet sich zuallererst an Paare oder Frauen, die selbst gerade mit ungewollter Kinderlosigkeit kämpfen, aber auch an diejenigen, die im Bereich der Kinderwunschbehandlung tätig sind.

Um das Buch für alle, die Probleme mit der Fertilität haben oder zu bekommen fürchten, so anwendbar wie möglich zu machen, enthält es konkrete Empfehlungen zu Körperhaltung, Ergonomie, Sportgewohnheiten, Vitamin-D-Mangel, Umgang mit Stress, Lage der Beckenorgane etc. sowie zwei Selbstbehandlungsprogramme – ein Übungsprogramm für zu Hause und ein Massageprogramm zur Selbstbehandlung von Narbengewebe. Diese Programme sowie alle anderen Empfehlungen in diesem Buch können sehr schnell und einfach angewendet werden. Sie werden durch eine theoretische Einführung in die Forschung und den empirischen Hintergrund der Methoden vorgestellt, damit verständlich wird, wieso wir als Physiotherapeuten unseren Patienten gerade diese Formen der Selbstbehandlung empfehlen.

Physiotherapie als fruchtbarkeitsfördernde Behandlung

Literatur – 11

© Springer-Verlag GmbH Deutschland, ein Teil von Springer Nature 2019
A. M. Jensen, *Kinderwunsch – Wie Physiotherapie helfen kann*,
https://doi.org/10.1007/978-3-662-58277-0_2

2

Massagen und Bewegung zu nutzen, um die Fruchtbarkeit der Frau zu fördern, ist kein neuer Gedanke. Noch heute werden z. B. in verschiedenen Ländern Amerikas Massagetechniken zur Behandlung weiblicher Infertilität angewendet, die sich bis zum Volk der Maya (1000 v. Chr.–1000 n. Chr.) zurückführen lassen – die „Arvigo Techniques of The Maya Abdominal Therapy" (Arvigo Institute et al. 2014). Bei vielen Stammesvölkern macht Bewegung in Form von Tanz oder Kampfkunst einen wesentlichen Bestandteil ihrer Fruchtbarkeitsrituale aus. Auch der rund 5000 Jahre alte orientalische Bauchtanz war ursprünglich ein Fruchtbarkeitsritual. Man meinte, die Fertilität der Frau sichern zu können, indem sie mit rotierenden Bewegungen im Becken- und Rückenbereich die Fruchtbarkeitsgöttin anbetete.

In der modernen westlichen Kultur haben wir solche Rituale schon lange abgelegt. Wir bevorzugen bei der Suche nach einer Lösung für ungewollte Kinderlosigkeit die moderne Medizin. Untersuchungen des „Berlin-Instituts für Bevölkerung und Entwicklung" (Sütterlin und Hoßman 2007) haben ergeben, dass fast jedes sechste Paar in Deutschland erlebt, dass die Schwangerschaft nicht so schnell und problemlos eintrifft, wie erwartet. Es wurde ermittelt, dass sich nur 8 % aller befragten Deutschen im reproduktiven Alter keinen Nachwuchs wünschen, während 20–30 % der 50-Jährigen einer Generation immer noch kinderlos sind. Das deutet darauf hin, dass es in Deutschland viele Menschen gibt, die nicht die Anzahl Kinder bekommen, die sie gerne gehabt hätten. Dafür gibt es natürlich viele verschiedene Gründe. Fruchtbarkeitsprobleme sind ein Teil der Erklärung. Deutschland gehört jetzt zu den Ländern mit der niedrigsten Geburtenrate pro Frau in der Welt (Sütterlin und Hoßman 2007).

Leider kann die medizinische Fertilitätsbehandlung – wie auch Fruchtbarkeitsrituale und andere alternative Behandlungen – keine erfolgreiche Schwangerschaft garantieren. Im Jahre 2016 lag die durchschnittliche Erfolgsrate für eine Schwangerschaft pro Embryotransfer bei einer IVF-Behandlung in Deutschland bei 29 %. Davon führten 73,2 % zur Geburt. Rund 24 % der behandelten Paare gelang es also, bereits beim ersten IVF/ICSI-Versuch Eltern zu werden. Für eine 40-Jährige lag die Erfolgsrate nur noch bei 15 %, bei einer 44-Jährigen gerade mal bei 3,2 % (DIR 2017). Auch in Dänemark, wo ich meine Praxis habe, haben ca. 30 % aller Paare 5 Jahre nach begonnener Fertilitätsbehandlung noch nicht ihr erstes Kind bekommen (Nielsen et al. 2016). Die medizinische Behandlung, oft die einzige, die einem im öffentlichen Gesundheitswesen angeboten wird, ist also nicht so wirkungsvoll, wie man es sich wünschen würde.

Es ist wenig wahrscheinlich, dass die Lösung für den unerfüllten Kinderwunsch in der medizinischen Behandlung allein zu finden ist, denn nicht alle Fälle von Kinderlosigkeit sind medizinischen Ursprungs. Laut der amerikanischen Physiotherapeutin und Forscherin Belinda Wurn und ihren Kollegen lassen sich ungefähr 40 % weiblicher Infertilität auf medizinische Ursachen zurückführen. Das sind hormonelle Störungen wie beispielsweise PCOS (polyzystisches Ovar-Syndrom), zu hohe FSH-Werte (follikelstimulierendes Hormon), Stoffwechselkrankheiten und Autoimmunerkrankungen. Bei fast genau so vielen Frauen, also ebenfalls fast 40 %, sind die Ursachen mechanischer Art, z. B. strukturelle Deformationen in der Gebärmutter, verschlossene Eileiter, Narbengewebe in der Gebärmutter und geschlossene Passagen im Gebärmutterhals. Häufig ist aber ein enger Zusammenhang zwischen hormonellen und mechanischen Veränderungen im Körper zu erkennen, die zu Fruchtbarkeitsstörungen führen. Mechanische Einflüsse können der Grund für die hormonellen Störungen sein und umgekehrt. Deswegen können beide Gruppen nicht gänzlich voneinander abgegrenzt werden. Es ist darum sinnvoll, die Fertilitätsprobleme aus Sicht verschiedener Fachbereiche anzugehen (Wurn et al. 2011; Rice et al. 2015).

Schwanger zu werden erfordert, dass wir ein gut funktionierendes endokrines System haben, welches für unseren hormonellen Haushalt sorgt. Aber die menschliche Fortpflanzung ist auch ein mechanischer Prozess, der einer komplexen und intensiven Muskeltätigkeit der männlichen und weiblichen Geschlechtsorgane bedarf.

Sowohl die Gebärmutter als auch die Eileiter sind Muskeln, die sich während jedes Zyklus in spezifischen Mustern bewegen, um eine Befruchtung und Schwangerschaft zu ermöglichen.

- **Phase 1 (Zyklustag 1–4): Menstruation**
  Die Gebärmutter zieht sich in rhythmischen Abwärtsbewegungen zusammen, um das Endometrium (Gebärmutterschleimhaut) auszustoßen.

- **Phase 2 (Zyklustag 5–13): Proliferative Phase**
  Die Gebärmutter arbeitet in wellenförmigen Aufwärtsbewegungen, um Spermien durch die Zervix zu ziehen und in die Eileiter zu führen, wo die Befruchtung stattfinden soll. Die Gebärmutter ist ein dreischichtiger Muskel mit langen, schrägen und kreisförmigen Muskelfasern, der mit spezifischen asymmetrischen Kontraktionen die Samenzellen zu genau dem Eierstock leiten kann, wo bald ein Eisprung stattfinden wird. Die Zellen der Schleimhaut beginnen sich zu „proliferieren". Sie teilen sich also, dadurch wird das Endometrium wiederhergestellt. Die Eileiter bewegen sich mit ihren langen Fimbrien (Fasern) um die Eierstöcke herum, um ein Ei aufzunehmen, sobald es sich vom Eierstock löst.

- **Phase 3 (Zyklustag 14–28): Luteale/sekretorische Phase**
  Die Gebärmutter entspannt sich jetzt und zeigt nur noch wenige und sehr schwache Kontraktionen. Das Endometrium baut sich auf, um das befruchtete Ei empfangen zu können. Dadurch wächst die Gebärmutter zur dreifachen Größe.

2

Inzwischen bewegen sich die Eileiter rhythmisch, um das Ei langsam durch die Eileiter in die Gebärmutter zu führen. Wenn das Ei nicht befruchtet ist, baut sich das Endometrium wieder ab und der Zyklus beginnt von Neuem.

Ohne diesen zyklischen Wechsel zwischen Aufwärts- und Abwärtskontraktionen und zwischen aktiven und passiven Bewegungen in der Gebärmutter und den Eileitern kann eine Frau nicht natürlich schwanger werden (Bulletti und Ziegler 2006). Sie wird funktionell steril sein (Mojzisova 1990).

Auch die Reise der Spermien von den Hoden durch die Harnröhre und bis in die Gebärmutter der Frau hinein ist eine mechanische Leistung, die viel Energie und gut funktionierende Muskelarbeit sowohl im Beckenboden als auch in der Harnröhre des Mannes erfordert.

Als Physiotherapeut würde man sich deswegen ansehen, ob die reproduktiven Organe die richtigen Arbeitsbedingungen für diese notwendige Muskelarbeit haben.

- Ist die Innervation (Nervenverbindung) zu den Organen intakt oder gibt es Symptome von Nervenstörungen wie z. B. ausstrahlende Schmerzen, muskuläre Spasmen oder Sensibilitätsstörungen?
- Sind die Platzverhältnisse gut, sodass die Hoden und die Gebärmutter sich frei bewegen können? Oder ist die Bewegungsfreiheit z. B. durch Narbengewebe, Fibrome, Gewicht von den darüber liegenden Organen, schlechte Haltung oder Sitzgewohnheiten eingeschränkt?
- Sind die vaskulären Verhältnisse, also die Blutzirkulation, optimal und ungestört, sodass Hormone, Sauerstoff, Vitamine und Nährstoffe ungehindert zu Ei- und Samenzellen und Gebärmutter transportiert werden können? Oder blockieren Narbengewebe, Aderverkalkung, muskuläre Spannungen, schlechte Platzverhältnisse oder Störungen der Nervenbahnen den Kreislauf?
- Kann das Lymphsystem ungehindert arbeiten und die Abfallstoffe ab- und neue Nährstoffe zum gewünschten Ort transportieren?

Wie alle anderen Muskeln im Körper brauchen auch die reproduktiven Organe Innervation, Blutversorgung und Platz zur Bewegung.

Auch verhaltensbezogene Faktoren müssen miteinbezogen werden, wenn man nach Erklärungen für Dysfunktionen im Fortpflanzungssystem sucht. Die meisten Paare mit Kinderwunsch wissen, dass sie ihren Konsum von Alkohol, Kaffee, Tabak und anderen Stimulanzien einschränken sollten. Sie wissen auch, dass es gut wäre, gesund zu essen, den Umgang mit endokrinen Disruptoren zu vermeiden und Stress zu reduzieren. Doch was viele nicht wissen, ist, dass physische Inaktivität, besonders die Zeit, die man vor dem Fernseher verbringt, großen negativen Einfluss auf unsere Fruchtbarkeit besitzt (Nielsen et al. 2016) – vielleicht noch größeren als Rauchen und Alkoholkonsum. Der sitzende Lebensstil und die vielen Folgekrankheiten wie Übergewicht, Probleme mit dem Bewegungsapparat, Kreislaufleiden und Diabetes waren in den letzten Jahren Gegenstand medizinischer Forschung weltweit.

Das „Zentrum für Wachstum und Reproduktion" in Kopenhagen beispielsweise veröffentlichte im Jahre 2016 eine Studie, die zeigt, dass Männer, die jeden Tag fünf oder mehr Stunden vor dem Fernseher verbringen, eine Samenqualität besitzen, die 40 % niedriger ist als bei Männern, die nicht fernsehen (Priskorn et al. 2016). Auch andere Studien zum Zusammenhang zwischen physischer Aktivität und Fruchtbarkeit weisen darauf hin, dass der inaktive Lebensstil – besonders in Kombination mit Übergewicht – einen negativen Effekt auf die Fruchtbarkeit von Mann und Frau hat (Nielsen et al. 2016). Ihre Trainingsgewohnheiten und Ihre tägliche körperliche Aktivität können daher von großer Bedeutung für Ihre Fruchtbarkeit sein. Darauf kommen wir in ▶ Kap. 9 über fertilitätsförderndes Training wieder zurück.

In ▶ Kap. 3, 4 und 5 werden wir uns aber zunächst damit beschäftigen, wie physiotherapeutische Methoden wie Haltungskorrekturen, Ergonomie, Übungstherapie, manuelle Behandlung und Lasertherapie in verschiedenen Kulturen der Welt verwendet werden, um männliche und weibliche Fertilität zu verbessern. Wir legen den Schwerpunkt dabei zunächst auf die drei am besten dokumentierten Methoden:

- die „Mojzisova-Methode" aus Tschechien
- die „Wurn-Methode" aus den USA
- das „Proximal Priority Laser Treatment" (PPLT) aus Japan

Alle drei Methoden gründen auf einem anatomischen und physiologischen Erklärungsmodell. Sie werden hauptsächlich von Physiotherapeuten mit einer Spezialausbildung durchgeführt. Ihr Effekt ist bis zu einem gewissen Grad durch wissenschaftliche Studien dokumentiert. Denn auch wenn mehreren der angeführten Studien Kontrollgruppen mit gut beschriebenen In- und Exklusionskriterien oder gründliche Methodenbeschreibungen usw. fehlen, gibt es heute ein umfassendes Datenmaterial, das die nützlichen Effekte dieser Formen der Fertilitätsbehandlung stützt.

In ▶ Kap. 6, 7 und 8 werfen wir außerdem einen Blick auf einige weniger gut dokumentierte fruchtbarkeitsfördernde Therapien. Das sind Methoden wie die „Mercier-Therapie", die „Arvigo-Therapie", die „Fruchtbarkeitsmassage", die Andullationsmassage und die Lymphödemtherapie. Und schließlich, in ▶ Kap. 10, werden wir uns mit dem Zusammenhang zwischen psychischem Wohlbefinden und Furchtbarkeit beschäftigen.

2

Die physiotherapeutische Kinderwunschbehandlung ist eine „Low-Cost-Therapie", bei deren Behandlungsformen noch keine bedeutenden negativen Nebenwirkungen festgestellt wurden, dafür viele positive Effekte. Die physiotherapeutische Kinderwunschbehandlung ist eine gesundheitsfördernde Therapie (◘ Abb. 2.1).

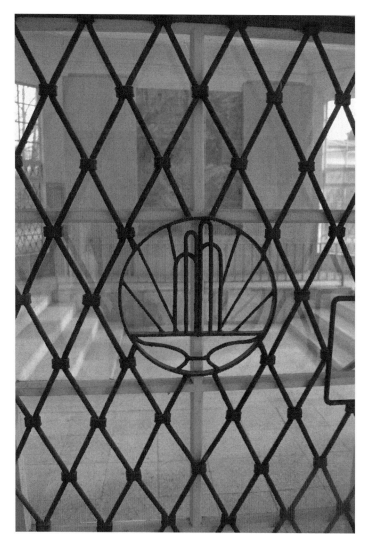

◘ **Abb. 2.1**   Franzenbad, Czech Republic

Literatur

Arvigo Institute, Zubrod DJ et al (Hrsg) (2014) Journeys in healing. The Arvigo Institute, Antrim

Bulletti C, Ziegler D (2006) Uterine contractility and embryo implantation. Curr Opin Obstet Gynecol 18:473–484

DIR – Deutsches IVF Register (2017) Jahrbuch für Reproduktionsmedizin und Endokrinologie 2015–2016. DIR, Düsseldorf

Mojzisova L (1990) Children of your own: the Mojzis method. Richmond Bay, Boulder

Nielsen HS et al (2016) Forebyggelse af nedsat Frugtbarhed [Prevention of reduced fertility]. Vidensråd for Forebyggelse, Kopenhagen

Priskorn L et al (2016) Is sedentary lifestyle associated with testicular function? A cross-sectional study of 1210 men. Am J Epidemiol 184:284–294

Rice AD et al (2015) Ten-year retrospective study on the efficacy on a manual physical therapy to treat female infertility. Altern Ther Health Med. [Epub vor Druck]

Sütterlin S, Hoßman I (2007) Ungewollt kinderlos. Berlin-Institut für Bevölkerung und Entwicklung, Berlin

Wurn B et al (2011) Overcome infertility and pain, naturally. Med-Art Press, Gainesville

Die Mojzisova-Methode (Prag 1971)

© Springer-Verlag GmbH Deutschland, ein Teil von Springer Nature 2019
A. M. Jensen, *Kinderwunsch – Wie Physiotherapie helfen kann*,
https://doi.org/10.1007/978-3-662-58277-0_3

3

Die Mojzisova-Methode ist eine klassische, allgemeine physiotherapeutische Behandlungsform. Sie ist nach der tschechischen Physiotherapeutin Ludmila Mojzisova benannt, die 1932 in dem Teil der Ukraine geboren wurde, der bis zum Zweiten Weltkrieg zur damaligen Tschechoslowakei gehörte. Ausgebildet als Krankenschwester arbeitete sie seit 1955 am Institut für Sportmedizin an der Karls-Universität in Prag. Ihre Behandlungsmethoden dort waren das, was wir heute als Physiotherapie bezeichnen würden. Mojzisova war in ihrem Fach sehr engagiert und anerkannt. Sie behandelte unter anderem die damaligen großen tschechoslowakischen Elitesportler und Bühnenkünstler, aber auch normale Patienten, die an Problemen des Bewegungsapparats litten.

Ihre erste Fertilitätspatientin traf Mojzisova 1971. Es war eine Frau in den Dreißigern, die an chronischer Müdigkeit, Kopfschmerzen, Menstruationsschmerzen und Magenkrämpfen in einem so starken Maße litt, dass sie oft ohnmächtig wurde. Die Frau war häufig im Krankenhaus gewesen und hatte eine Unmenge von verschiedenen Behandlungen über sich ergehen lassen. Die Ärzte hatten für ihre Leiden jedoch keine passende Therapie finden können und meinten, dass sie mit ihnen leben müsse, bis sie in die Wechseljahre komme. Danach verschwänden sie vermutlich von alleine. Die Ärzte meinten auch, dass die Frau nie schwanger werden könnte. Sie fühlte sich aufgrund ihrer Schmerzen auch nicht imstande, ein Kind auszutragen. Mojzisova untersuchte die Frau gründlich und stieß auf massive Verspannungen und Blockaden in der Lendenregion. Sie behandelte sie mit Mobilisierungs- und Entspannungstechniken und zeigte ihr Übungen, die sie täglich zu Hause ausführen sollte. Vier Monate später kam die Frau erneut zu Mojzisova. Sie war jetzt so gut wie symptomfrei. Nach weiteren 3 Monaten wurde sie zudem auf natürlichem Wege schwanger.

Ähnliche Geschichten wiederholten sich mit anderen Patientinnen Mojzisovas. Sie begann sich für die reproduktiven Funktionen des Körpers zu interessieren und fragte sich, ob ein Zusammenhang bestehen könnte zwischen ihren physiotherapeutischen Behandlungen und der plötzlichen Fähigkeit von Frauen, auf natürlichem Wege schwanger zu werden.

3.1 **Die Methode**

Im Laufe der Jahre kamen zu Mojzisova immer mehr unfruchtbare Patientinnen. Sie begann, bestimmte Charakteristika bei diesen Frauen zu beobachten. Sie hatten häufig:

- eine schlechte Haltung: Die Patientinnen fanden es anstrengend, lange zu stehen, und hatten schwache Bauchmuskeln und ein starkes Hohlkreuz in der Lendenregion
- Spannungen entlang der Wirbelsäule, die oft mit einer Rotation des dritten, vierten und fünften Lendenwirbels zusammenhingen

— Spannungen in den Innenseiten der Oberschenkel (den Adduktoren)
— schwache und hypotone Gesäßmuskeln
— asymmetrische Spannungen in der Beckenbodenmuskulatur (◘ Abb. 3.1), die durch die Rotation des Beckens und/oder der unteren Lendenwirbel verursacht wurden (Mojzisova 1990)

Mojzisova meinte nun, dass die genannten Haltungsprobleme und muskulären Dysfunktionen zu Abklemmungen, Druck bzw. Entzündungen in den Nervenwurzeln des Rückens führen würden. Eine langwierige Irritation im Nervengewebe könnte die autonomen Nervenverbindungen zu und von den reproduktiven Organen stören. Wie erwähnt, sind sowohl Gebärmutter als auch Eileiter Muskeln, sogenannte Organmuskeln, die durch hormonelle Stimuli und Impulse des Nervensystems dazu veranlasst werden, sich in bestimmten Mustern zu bewegen (Bulletti und Ziegler 2006).

Wenn diese Bewegungsmuster bei einer Frau nicht funktionieren bzw. die Mechanismen gestört sind, ist die Frau laut Mojzisova „funktionell steril". Sie ist nicht in der Lage, auf natürlichem Wege schwanger zu werden oder eine Schwangerschaft auszutragen.

Auch andere Faktoren wie Stress, Inaktivität oder schlechte Körperhaltung beim Arbeiten können muskuläre Verspannungen verursachen, die nach Mojzisova die Durchblutung der repro-

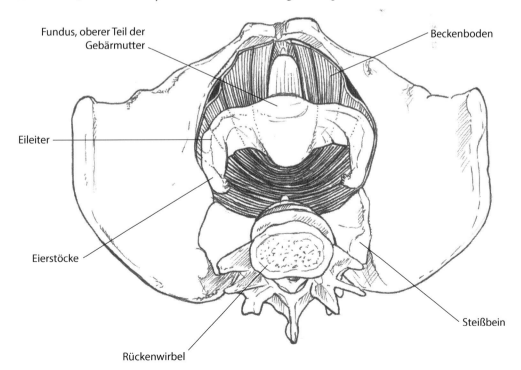

◘ **Abb. 3.1**   Der Beckenboden von oben betrachtet: Die quer gestreifte Beckenbodenmuskulatur bildet eine Art Schale, in der sich die reproduktiven Organe befinden

3

duktiven Organe herabsenken können, sodass ein Embryo (eine befruchtete Eizelle) nicht ausreichend mit Blut versorgt wird, um sich zu einem gesunden Fötus zu entwickeln. Eine Befruchtung würde in diesem Fall zu einer frühen Fehlgeburt führen.

Frauen mit einer Tendenz zu häufigen Fehlgeburten sollten sich später als eine der Untergruppen infertiler Frauen herausstellen, bei denen Mojzisova sehr guten Erfolg mit ihrer Behandlung erzielte (Mojzisova 1990).

In ihrer ersten Sitzung mit einer Patientin führte Mojzisova immer eine sehr gründliche physiotherapeutische Untersuchung durch. Die Frage- und Untersuchungsprozedur bei der Mojzisova-Methode ist sehr umfangreich. Sie untersuchte den ganzen Körper auf muskuläre Spannungen, eingeschränkte Beweglichkeit, Berührungsempfindlichkeit und vegetative Veränderungen in der Haut. Sie fragte eingehend nach dem Zyklus, der Darm- und Blasenfunktion, Schmerzsymptomen etc. Nach der Untersuchung legte Mojzisova die Patientin für ca. 20 Minuten unter die Infrarotlampe, um das Gewebe aufzuwärmen und zu entspannen. Währenddessen bereitete sie die eigentliche Behandlung vor. Bei der manuellen Behandlung benutzte Mojzisova klassische physiotherapeutische Methoden wie Massage, Post Isometric Relaxation (PIR), Mobilisationen und passive Bewegungen. Schwerpunkte der Mojzisova-Therapie sind die Massage des Beckenbodens per Rectum, spezielle Beckengelenk- und Rippenmobilisationen. Nach Beendigung einer manuellen Behandlung bekam die Patientin einen Trainingsplan für zu Hause, der ein- bis zweimal täglich ausgeführt werden sollte, bis die Patientin zum nächsten Behandlungstermin erschien (Broulikova 2002).

Mojzisova sah ihre Patientinnen nicht sehr häufig, höchstens ein- oder zweimal pro Monat, immer zwischen Anfang der Menstruation und dem Eisprung. Jedoch legte sie großen Wert darauf, dass die Übungen korrekt und täglich durchgeführt wurden. Die Übungen für zu Hause und das Bewusstsein für Haltung und Ergonomie waren der primäre Stützpfeiler in Mojzisovas Behandlung (Mojzisova 1990).

3.2 Die Forschung von Ludmila Mojzisova

Zwischen 1978 und 1983 führte Mojzisova zwei große Forschungsprojekte durch. Dies geschah in Zusammenarbeit mit Gynäkologen des Universitätskrankenhauses St. Apolinaire in Prag und dem damaligen Leiter des Institutes für Sportmedizin. Die Projekte sollten die Effekte von Mojzisovas Behandlung auf die Fertilität dokumentieren. Das erste Projekt, „The First Prague Study", war eine kleine Pilotstudie mit 102 unfruchtbaren Frauen im Alter von 23–29 Jahren. Von diesen wurden 53 (52 %) zum Ende des Projektes natürlich schwanger (Mojzisova 1990).

Das zweite Projekt, „The Second Prague Study", war eine größere Studie mit 2006 unfruchtbaren Frauen im Alter von 20–44 Jahren.

Von ihnen wurden nach Projektabschluss 702 schwanger (35 %). Die Teilnehmerinnen durften während ihrer Teilnahme an den Projekten keine zusätzlichen Behandlungen erhalten. Alle Schwangerschaften waren also natürlich entstanden (Mojzisova 1990).

Wesentliche Erkenntnisse dieser Studien waren:

- Die Mojzisova-Methode war effektiv für Frauen, die häufig Fehlgeburten erlitten, unabhängig vom Alter. Bei Frauen, die nie schwanger waren (primär infertile), war die Erfolgsrate umso höher, je jünger sie waren.
- Teilnehmerinnen mit einem aktiven Lebensstil wurden schneller schwanger als Frauen mit einem inaktiven Lebensstil.
- Frauen, die vor der Behandlung über eine schmerzvolle Menstruation geklagt hatten, erlebten signifikante Verbesserungen nach der Behandlung.
- Frauen, die im Laufe der Behandlungsperiode Medikamente einnahmen, wurden schwerer schwanger als Frauen, die keine Medikamente einnahmen. Dies galt jedoch nur für Frauen, die vorher noch nie schwanger gewesen waren (primär infertile).
- Die Anwendung von Röntgenuntersuchungen hatte einen negativen Effekt auf die Möglichkeit einer Schwangerschaft (Mojzisova 1990).

In den Jahren 1987–1989 führte Mojzisovas Assistentin, die Physiotherapeutin Hana Volejnikova, eine Kontrollgruppenstudie, „The Brno Study", mit 166 Teilnehmerinnen durch. Sie wurden in drei (später in fünf) Gruppen randomisiert.

Gruppe A wurde mit der eben erläuterten Mojzisova-Methode behandelt, Gruppe B dagegen mit einem Übungsprogramm, das nicht der Mojzisova-Methode entsprach. Beide Gruppen erschienen einmal pro Monat in der Klinik. Gruppe C bekam keine Behandlung. Jedoch wurde den Teilnehmerinnen versprochen, dass sie sie im Laufe der nächsten 6 Monate erhalten würden. Zweck dieser Herangehensweise war es, zu erkennen, ob die Aussicht auf eine versprochene Behandlung einen psychologischen Effekt hatte, der die Erfolgsrate der entstehenden Schwangerschaften in der Gruppe beeinflusste. Dies war jedoch nicht der Fall.

Später entstand eine weitere Gruppe D mit Teilnehmerinnen der Gruppe B, die aus verschiedenen Gründen nicht zu den Terminen in der Klinik erscheinen konnten. Diese 16 Teilnehmerinnen bekamen die gleiche „falsche" Behandlung wie Gruppe B.

Gruppe E entstand ebenfalls später und setzte sich zusammen aus Frauen aus der Gruppe B und C, die in den letzten 6 Monaten nicht die richtige Behandlung bekommen hatten. Sie bekamen nun alle das Angebot für die Behandlung nach der Mojzisova-Methode (Volejnikova 1992).

Wie aus ◘ Tab. 3.1 hervorgeht, war die Erfolgsrate in den Interventionsgruppen A (34,3 %) und E (27,4 %) höher als in den Kontrollgruppen B, C und D, wo die Erfolgsraten lediglich bei 8,8 %,

3

Gruppe	Anzahl Probandinnen bei Studienstart	Anzahl der vollständig behandelten Frauen	Anzahl der Schwangerschaften	Anteil erfolgreicher Behandlungen
A	50	35	12	34,3 %
B	50	34	3	8,8 %
C	50	37	3	8,1 %
D	16	12	1	8,3 %
E	76	62	17	27,4 %

▣ **Tab. 3.1** Ergebnisse der Kontrollgruppenstudie von Volejnikova (1992)

8,1 % bzw. 8,3 % lagen. Die Mojzisova-Behandlung, konnte laut dieser Studie die Chancen von infertilen Frauen auf natürlichem Weg schwanger zu werden, vervierfachen (Volejnikova 1992).

Ludmila Mojzisova starb 1992 an einer Krebserkrankung. Sie erlebte aber in ihren letzten Lebensjahren noch den Fall der Berliner Mauer und die „Samtene Revolution" in Prag im Herbst 1989 mit. Das gab ihr zum ersten Mal die Möglichkeit, in die USA zu reisen, wo sie 1990 ihr Buch „Children of Your Own – The Moizis Method" herausgab. Es war das erste Mal, dass sie ein Werk auf Englisch veröffentlichte, und auch das erste Mal, dass ihre Publikation nicht von der kommunistischen Tschechoslowakei zensiert wurde. Das Buch enthält eine gründliche Beschreibung ihrer Methoden und ihrer Forschung.

Im Jahre 1991, kurz vor ihrem Tod und 20 Jahre, nachdem sie ihre erste Fertilitätspatientin behandelt hatte, wurde die Mojzisova-Methode vom tschechischen Gesundheitsministerium offiziell anerkannt. Sie wurde als erste Wahl in der Behandlung von weiblicher Unfruchtbarkeit empfohlen.

3.3 Die Mojzisova-Behandlung im modernen Kontext

Noch heute ist es in Tschechien und der Slowakei normal, Physiotherapie als erste Behandlungsform zu wählen, wenn man Fertilitätsstörungen hat. Die meisten größeren physiotherapeutischen Praxen bieten die Mojzisova-Methode sowohl als individuelle Behandlung als auch als Gruppentraining an. Regelmäßig werden Mojzisova-Kurse in den Kliniken größerer Städte und in Kurorten außerhalb der Stadtgebiete angeboten.

Man könnte sich fragen, warum so nah beieinander liegende EU-Länder einen derart unterschiedlichen Zugang zur Fertilitätsbehandlung haben, wie es bei Tschechien und den übrigen Ländern Europas der Fall ist. Das kommt wahrscheinlich daher, dass es in Tschechien eine lange Tradition zur Verschreibung von Kuranwendungen anstatt oder zusätzlich zu medizinischen Behandlungen gibt. Seit Karl IV. (dem römisch-deutschen Kaiser und König von Böhmen, nach welchem die Karlsbrücke in Prag benannt ist) im Jahr 1358 während einer Jagd durch Zufall den positiven Effekt des Kurwassers entdeckte, sind Kuranwendungen zur Förderung der Gesundheit und Behandlung verschiedener Krankheiten in Tschechien weit verbreitet. Die Kurorte liegen oft in einer sehr schönen Umgebung, in denen das Trinkwasser reich an Mineralien und die Luft weniger verschmutzt ist. Noch immer sind die Kurorte ein wichtiger Teil des öffentlichen tschechischen Gesundheitswesens. Die Kurgäste werden hauptsächlich von Physiotherapeuten oder Fachpersonal mit vergleichbarer Ausbildung behandelt. Meistens wird eine ärztliche Überweisung eines tschechischen Arztes benötigt, damit man an einer Behandlung teilnehmen darf, was die Teilnahme für Ausländer etwas erschwert.

Man könnte nun behaupten, dass eine Behandlung nach der (◘ Abb. 3.2) Mojzisova-Methode ziemlich umständlich ist. Man muss fast täglich (einige Physiotherapeuten sagen sogar zweimal täglich) Übungen machen und mit dem Physiotherapeuten mindestens einmal im Monat einen Termin vereinbaren. Die Schwangerschaft tritt normalerweise auch nicht sofort ein. Meistens muss man monatelang trainieren, um den gewünschten Effekt zu erzielen. Dafür ist es aber eine Low-Cost-Methode ohne negative Nebenwirkungen, bei der sich die Patientinnen weder einer belastenden Hormonbehandlung noch eines Embryotransfers unterziehen müssen. Gleichzeitig erleben die Patientinnen oft, dass auch ihre Rücken-, Becken- oder Menstruationsschmerzen, unter denen sie vielleicht litten, verschwinden. Ihre allgemeine Gesundheit verbessert sich also. Sie haben dadurch bessere Chancen, eine Schwangerschaft auszutragen und ein gesundes Baby zur Welt zu bringen. Viele infertile Frauen (bis zu 34 % je nach Alter) könnten also ohne weitere Behandlungen schwanger werden, wenn sie mit der Mojzisova-Methode behandelt würden.

Auch für diejenigen Paare/Frauen, die sich einer IUI- oder IVF-Behandlung unterziehen wollen, kann es ein Vorteil sein, sich mit den Mojzisova-Übungen auf die Versuche vorzubereiten. Besonders für Frauen, die Schmerzen und/oder Verspannungen in der Lenden- oder Beckenregion haben, ist dies sehr empfehlenswert. Denn durch die verbesserte Blutzirkulation, den weniger gestressten Körper und die verbesserte Bewegungsfreiheit der Organe kann man von einer erhöhten Erfolgsrate für Reagenzglas- oder Inseminationsversuche ausgehen. Damit könnte die Anzahl notwendiger ART-Versuche gesenkt werden, was die hohen Kosten sowohl für die betroffenen Paare bzw. Frauen als auch für das Gesundheitssystem senken würde, nicht zu reden von der psychischen Belastung, die eine solche medizinische Behandlung für das Paar bzw. die Frau darstellt.

Die modernen Physiotherapeuten im heutigen Tschechien arbeiten oft mit einer modifizierten Form der Mojzisova-Behandlung.

3

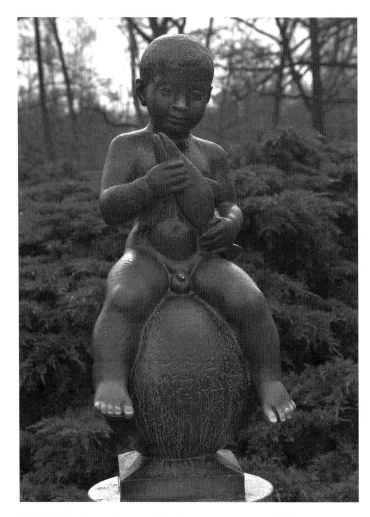

◘ **Abb. 3.2**   Man sagt, man wird schwanger, wenn man die Statue vom „Heiligen Franz" an den Zehen oder am Penis berührt

Sie haben die Methode den heutigen Frauen und Männern ange-passt, deren Alter, Arbeitsverhältnisse, Bewegungsgewohnheiten, Body-Mass-Index (BMI), Präventionsmaßnahmen, Essgewohn-heiten und Verdauungsmuster sich seit Mojzisovas Zeit geändert haben. Beispielsweise haben die wenigsten von Mojzisovas Patien-tinnen den ganzen Tag am Computer gearbeitet, was die meisten Patientinnen im gebärfähigen Alter nun tun. Mojzisova hatte vor allem mit professionellen Sportlern, Bühnenkünstlern oder ande-ren Personen mit körperlich anstrengenden Berufen zu tun. Die ty-pische Patientin in der modernen tschechischen Gesellschaft – wie auch der deutschen – führt in der Regel eine sitzende Tätigkeit aus und hat daher öfter eine schwächere Bauch-, Gesäß- und Rücken-muskulatur, als Mojzisovas oft athletische Patientinnen es hatten. Heutzutage sehen wir zunehmend Patientinnen mit einer Kombination aus Übergewicht, Hypermobilität, Muskelschwäche und schlechter Haltung. Gleichzeitig gibt es Frauen, die eine Essstörung haben und/oder zu viel trainieren. Auch würden die meisten tschechischen Physiotherapeuten sagen, dass die heutige Generation ein viel höheres berufliches Stressniveau hat als die Bevölkerung zu Zeiten des Kommunismus, als Mojzisova ihre Beobachtungen und Studien durchführte. Deshalb empfehlen wir unseren Fertilitätspatientinnen, nicht mehr zweimal täglich zu trainieren, sondern nur etwa fünf- bis sechsmal wöchentlich. Die Therapie soll nicht zu noch mehr Stress führen. Das modifizierte und empfohlene Übungsprogramm, das wir heute anwenden, hat zudem einen etwas höheren Anteil an Krafttraining für die Bauchmuskulatur. Außerdem legen wir größeren Wert auf Atmung und Entspannung, insbesondere für die Psoas-Muskeln – „den Muskel der Seele" (◘ Abb. 3.3).

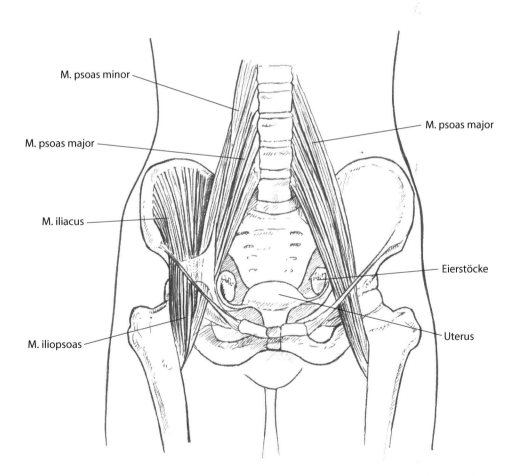

◘ **Abb. 3.3** Musculus iliopsoas (der Psoas-Muskel), der große Hüftbeuger. Anatomisch betrachtet ist er der einzige Muskel, der die Wirbelsäule direkt mit unserem Bein verbindet. M. iliopsoas (eine Zusammenführung der drei Muskeln M. psoas major, M. psoas minor und M. iliacus) wird auch „Muskel der Seele" genannt, weil er bei Stress und Traumata aktiviert wird und somit ein Barometer für unser psychisches Wohlbefinden sein kann (Koch 2012). Er ist einer unserer tiefstsitzenden Muskeln und liegt sehr nahe an den reproduktiven Organen

3

3.4 Mojzisova-Übungen zur Selbstbehandlung

Es ist ganz einfach, sich selbst mit Mojzisova-Übungen zu behandeln. Die Übungen sind leicht und sicher und bringen Kraft, Mobilität, Entspannung und Linderung. Es darf **niemals** wehtun, wenn man sie ausführt. Wenn Sie währenddessen oder kurz nach den Übungen Schmerzen haben, sollten Sie aufhören und Ihren Physiotherapeuten oder einen Arzt kontaktieren, um aufzuklären, warum es wehtut. Vielleicht haben Sie ein Rücken-, Hüft- oder Unterleibsproblem, das behandelt werden muss, bevor Sie mit der Autotherapie fortfahren.

Das Übungsprogramm, das ich im kommenden Abschnitt beschreiben werde, hat seinen Ausgangspunkt in Ludmila Mojzisovas ursprünglichem Übungsprogramm, dass ich von Hana Volejnikova in Brünn (tschechisch Brno) im Jahre 2013 erlernt habe. Zusammen mit Vlasta Bezvodova (◨ Abb. 3.4) und ihrer Englisch sprechenden Assistentin Michaela Stredova habe ich es allerdings so modifiziert, dass es sich für die moderne Frau (im Jahr 2018) besser eignet.

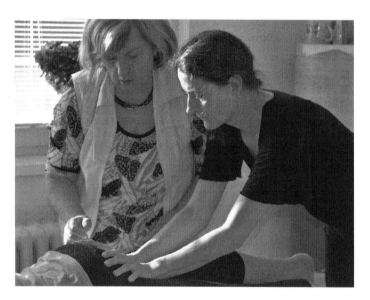

◨ **Abb. 3.4**   Auf Studienreise bei Vlasta Bezvodova, Prag 2016

Vlasta Bezvodova wie auch Hana Volejnikova sind frühere Schülerinnen von Mojzisova. Wir sind uns sicher, dass auch Mojzisova das Übungsprogramm modernisiert hätte, wenn sie heute noch lebte. Ob sie dieselben Modifikationen gewählt hätte wie wir, kann man natürlich nicht wissen. Weil wir heute aber so viele Patientinnen mit Bandscheibenproblemen, Hypermobilität und schwacher Bauch- und Rückmuskulatur in der Praxis haben, dachten wir, dass es gut wäre, diejenigen Übungen des ursprünglichen Programms zu verändern, die diese Zustände verschlimmern könnten.

Wenn man die Diagnose Bandscheibenvorfall (oder eines Vorstadiums) bekommen hat oder sehr hypermobil ist, kann man die heutigen Übungen dennoch gerne machen. Man sollte aber **niemals** fortfahren, wenn man eine Verschlimmerung der Symptome erlebt. Dann wären nämlich auch die Chancen für eine Schwangerschaft geringer. Bedenken Sie aber: Es ist fast immer besser, sich zu bewegen als sich nicht zu bewegen. Inaktivität hilft selten, auch nicht bei Hypermobilität oder Bandscheibenvorfall.

3.4.1 Körperhaltung

Es ist immer wichtig, darauf zu achten, wie man steht, geht und sitzt. Von der anatomischen Perspektive aus betrachtet ist der Mensch, wie die meisten Säugetiere, zum Gang auf vier Beinen geschaffen. In der Stellung auf allen vieren werden unsere Wirbelsäule und die inneren Organe weniger durch die Schwerkraft belastet als beim aufrechten Gang. Die Organe hängen locker in ihrer Suspension von der Wirbelsäule und den Beckenknochen und haben Platz, sich frei und ohne Druck vom Gewicht der darüber liegenden Struktur zu bewegen. Wenn man hingegen in einer vorgebeugten Haltung steht oder sitzt (◘ Abb. 3.5), wird die Bewegungsfreiheit der Organe, nicht zuletzt der großen Atmungsorgane begrenzt. Dadurch wird die Blutzirkulation eingeschränkt und die Venen und das Lymphsystem haben es schwerer, Abfallstoffe abzutransportieren (Mojzisova 1990).

3

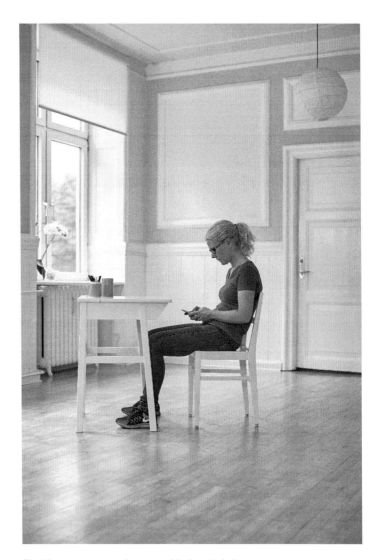

◘ **Abb. 3.5**   Die vorgebeugte, schlechte Sitzhaltung

In der vorgebeugten Haltung liegt auch mehr Druck auf unseren Bandscheiben. Sie werden gegen das Nervengewebe gepresst, was sowohl Druck als auch Entzündungen der Nervenwurzeln hervorrufen kann. Denken Sie deshalb daran, Ihren Organen und den Bandscheiben Platz zu lassen. Der Abstand zwischen den unteren Rippen und dem Beckenknochen darf nicht zu klein sein. Setzen Sie sich aufrecht hin und versuchen Sie so oft wie möglich eine kleine Lordose (ein leichtes Hohlkreuz) in den Lenden zu haben, sowohl beim Gehen und Stehen als auch und insbesondere beim Sitzen (◘ Abb. 3.6).

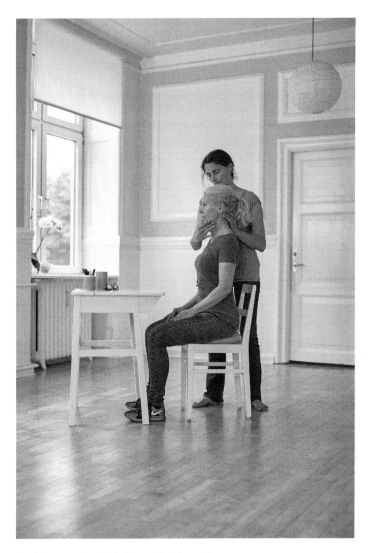

◘ Abb. 3.6 Gute Sitzhaltung mit Balancekissen

Aber denken Sie daran, es mit der Lordose der Lenden nicht zu übertreiben. Sie sollten nicht mit überstreckten Knien und passiven Bauchmuskeln stehen. Und versuchen Sie auch asymmetrische Körperhaltungen wie das Sitzen mit überkreuzten Beinen und das Stehen mit dem gesamten Gewicht auf einem Bein zu vermeiden (◘ Abb. 3.7). Diese asymmetrischen Angewohnheiten können anhaltende Verdrehungen im Becken und in der Wirbelsäule verursachen, die wiederum Druck oder Zug auf das Nervengewebe ausüben (Mojzisova 1990).

3

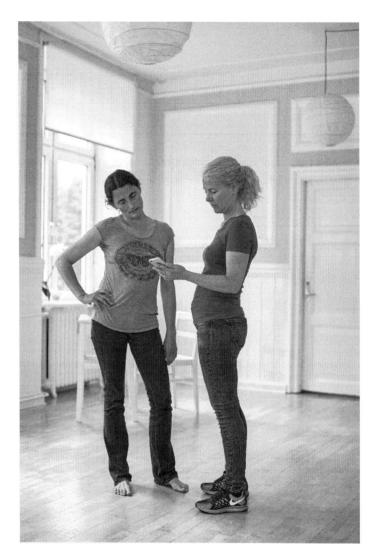

■ **Abb. 3.7**   Vermeiden Sie, in Ihren Bändern zu hängen

Denken Sie also so oft wie möglich daran,

— das Gewicht auf beide Beine gleich zu verteilen,
— überstreckte Knie zu vermeiden,
— mit der ganzen Fußsohle auf dem Boden zu stehen,
— die Schulter und den Kopf zurückzuziehen, um sich lang zu machen (■ Abb. 3.8).

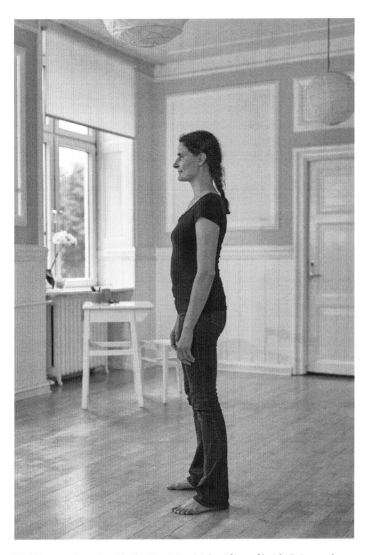

⏹ Abb. 3.8   Verteilen Sie das Gewicht gleichmäßig auf beide Beine und strecken Sie die Wirbelsäule

3.4.2 Körperhaltung am Arbeitsplatz

Es kann nicht schaden, Ihrer Körperhaltung während der Arbeit etwas mehr Aufmerksamkeit zu schenken, wenn Sie schwanger werden möchten. Die meisten Deutschen verbringen jeden Tag viele Stunden vor dem Computer und dem Fernseher. Das ist eine sitzende und einseitig belastende Tätigkeit. Neue Metastudien haben gezeigt, dass ein solcher Lebensstil viel gefährlicher für un-

3

sere Gesundheit ist als bislang angenommen (Rezende et al. 2014; Owen et al. 2010). Das sitzende Arbeitsleben, vielleicht sogar mit einer ebensolchen Freizeitbeschäftigung kombiniert, zieht Life-style-Krankheiten wie Diabetes, Herz-Kreislauf-Erkrankungen, chronische Lendenschmerzen, Verdauungsprobleme und chronische Nacken-, Schulter- und Kopfschmerzen nach sich. Auch unsere Fertilität leidet, wenn wir uns nicht regelmäßig bewegen (Priskorn et al. 2016; Sharma et al. 2013).

Versuchen Sie bei der Wahl Ihrer Körperhaltung am Arbeitsplatz darum aktiver zu sein:

- Wenn Sie einen Schreibtisch haben, bei dem man die Position verändern kann, dann nutzen Sie diese Funktion, damit sie täglich zwischen Stehen und Sitzen wechseln.
- Denken Sie an Pausen! Machen Sie so oft wie möglich kleine Touren zum Drucker, Wasserspender, zur Kaffeemaschine usw.
- Halten Sie „Walk-and-Talk-Treffen" ab, wenn es sich einrichten lässt.
- Stehen Sie während eines Telefongesprächs eventuell auf.
- Versuchen Sie aktiver zu sitzen, wenn Sie sitzen müssen.
- Benutzen Sie eventuell einen Stuhl mit Federfunktion.
- Tauschen Sie den Stuhl zwischendurch durch einen Sitzball aus.
- Bringen Sie sich ab und zu etwas zur Stütze der Lenden an, damit Sie sich entspannen können, ohne zusammenzufallen.
- Benutzen Sie ab und zu ein Balancekissen. Beginnen Sie mit 5 Minuten zweimal täglich in der ersten Woche, dann 10 Minuten in der Woche danach und dann 20, 30 Minuten usw. (◩ Abb. 3.6 und 3.9).

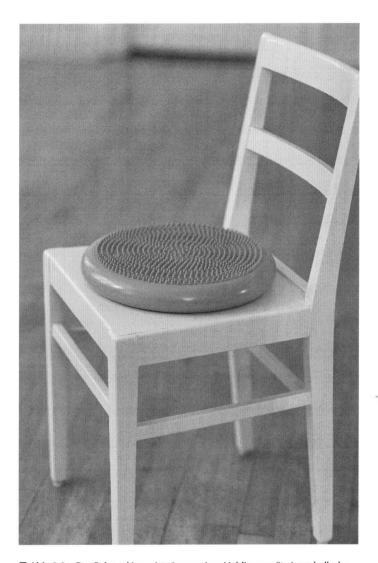

◘ Abb. 3.9   Das Balancekissen ist eines meiner Lieblingsgeräte innerhalb der Physiotherapie. Es hat Massageknubbel, die die Durchblutung und die Bewegungen im Becken fördern. Es verhindert zugleich, dass man zusammenfällt und zu lange in einer schlechten Sitzhaltung verbleibt. Darüber hinaus kann man auch darauf stehen und so eine gute Fußmassage bekommen und seine Haltungsmuskeln stärken. Letztendlich lässt es sich auch im Liegen verwenden, falls Sie eine Lendenmassage wünschen. Legen Sie es dafür unter das Becken

Wenn Sie sich dem Eisprung oder dem nächsten ART-Versuch nähern, versuchen Sie schweres Heben zu vermeiden. Nehmen Sie sich keine harte körperliche Arbeit oder ein Training vor, das schwerer ist, als Sie es normalerweise gewohnt sind. Zu harte körperliche Arbeit ist zwar heutzutage selten die Ursache von Fertilitätsproblemen, das sehen wir nur bei professionellen Sportlern,

3

Soldaten oder Bühnenkünstlern. Vielmehr haben physisch inaktive Paare die weitaus größeren Schwierigkeiten. Ab und zu treffen wir aber auch auf Frauen, die in ihrer Freizeit zu viel trainieren und zu wenig essen. Lesen Sie in ▶ Kap. 9 mehr zum Einfluss von Trainingsgewohnheiten auf die Fertilität.

- **Haltungsübung**

Machen Sie diese Haltungsübung ein paar Mal am Tag, wenn Sie viel sitzen. Es wird Ihnen helfen, generell eine bessere Sitzhaltung zu finden:

Setzen Sie sich an die Kante eines Stuhls mit den Händen auf den Oberschenkeln und den Füßen auf dem Boden (◘ Abb. 3.10a). Dann drücken Sie die Füße auf den Boden und die Hände auf die Schenkel und strecken Ihre Wirbelsäule aus – machen Sie sich lang (◘ Abb. 3.10b). Halten Sie diese Stellung, während Sie ein paar tiefe Atemzüge machen. Dann entspannen Sie sich, ohne wieder zusammenzufallen.

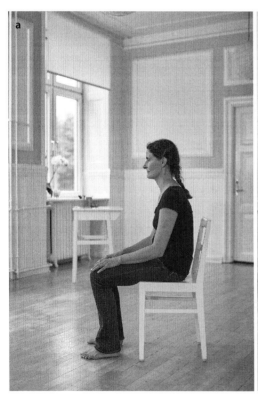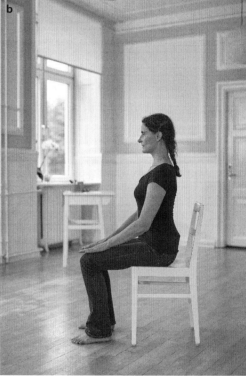

◘ **Abb. 3.10**   **a, b** Haltungsübung

3.4.3 Mojzisova-Übungen für zu Hause

Bei Beschwerden im Bewegungsapparat – z. B. Muskelverspannungen oder Rückenschmerzen im Lendenbereich, Becken- oder Menstruationsschmerzen – ist es immer gut, einen Arzt oder Physiotherapeuten aufzusuchen. Von ihnen können Sie professionelle Hilfe bekommen, damit Sie so schnell wie möglich von Ihren Beschwerden befreit werden können. Mojzisovas Übungen sind ja ursprünglich als ein Teil einer physiotherapeutischen Behandlung gedacht gewesen. Es kann aber nie falsch sein, Ihr physisches Aktivitätsniveau selbst zu regulieren, es auszubauen oder vielleicht zu senken, indem man diese Übungen zu Hause durchführt. Sie können sie auch in ein Trainingsprogramm, mit dem Sie vielleicht ohnehin schon arbeiten, integrieren und einige der alten Übungen gegen Mojzisova-Übungen austauschen. Beobachten Sie, ob es Ihnen dadurch besser oder schlechter geht. Training und Bewegung ist allgemein selten schädlich – ganz im Gegensatz zur Inaktivität. Sollten Sie entgegen aller Erwartung von den Übungen ein steigendes Unwohlsein oder ausgesprochene Schmerzen bekommen, ist es wichtig, diese zu stoppen, bis Sie mit einem Physiotherapeuten oder Arzt gesprochen haben.

Mojzisova riet ihren Patientinnen, diese Übungen zweimal täglich auszuführen – oft mit 20 Wiederholungen bei jeder Übung. Wir finden allerdings, dass dies für die viel beschäftigte moderne Frau zu viel wäre. Machen Sie lieber weniger Wiederholungen einmal täglich, aber dafür gründlich. Es ist wichtig, sich daran zu erinnern, dass es besser ist, einmal jeden zweiten Tag oder einmal die Woche zu üben, als überhaupt nichts zu machen. Die Übungen sollen kein Stressfaktor für Sie werden. Die meisten meiner Fertilitätspatientinnen fangen aber schnell an sie zu lieben. Zuallererst deshalb, weil die Übungen angenehm und entspannend sind und oft Symptome lindern, aber auch, weil sie der Frau in der Regel ein gutes Gefühl geben, aktiv etwas gegen die Fruchtbarkeitsstörung zu tun, anstatt einfach nur passiv auf Hilfe anderer zu warten. Deshalb und wegen der Art der Übungen werden die meisten erleben, dass es entspannend ist, auf diese Weise mit dem eigenen Körper zu arbeiten.

Das Übungsprogramm wechselt zwischen entspannenden, mobilisierenden und stabilisierenden Übungen in kleinen Abständen und mit Fokus auf verschiedenen Gelenken und Muskelgruppen. In der Regel fangen wir mit einer entspannenden Übung an, um danach eine mobilisierende anzuschließen. Darauf folgt eine stabilisierende Übung und dann wieder eine Entspannung usw. Mit diesem Wechsel erreichen Sie den bestmöglichen Effekt. Ein konstant angespannter Muskel hat eine schlechte Durchblutung und ist zu erschöpft, um mehr Kraft aufbauen zu können. Deshalb entspannen wir diesen zuerst, mobilisieren dann das Gelenk und kräftigen den Muskel im Anschluss. Halten Sie sich deshalb möglichst an die Reihenfolge.

3

Beginnen Sie das Programm ruhig damit, in der ersten Woche Übung 1–4 zu machen, bis Sie diese gut beherrschen. Gehen Sie dann weiter zu den Übungen 5–8 in der zweiten Woche und machen Sie erst in der dritten Woche alle Übungen zusammen.

Das Tempo können Sie gerne variieren. Üben Sie anfangs am besten relativ langsam und nehmen Sie sich Zeit, um die Übungen gründlich und korrekt auszuführen. Später können Sie mit dem Tempo spielen und sie manchmal schneller und manchmal wieder langsam und meditativ durchführen. Je nach Lust, Laune und Zeit. Ein passendes Tempo für das tägliche oder fast tägliche Programm wäre es, Übung 1–13 innerhalb von ca. 20 Minuten zu machen. Dazu kommen noch die letzten Übungen mit Psoas- und Beckenbodenentspannung. Die können Sie nach Bedarf ein paar Mal pro Woche oder Monat machen. Dann brauchen Sie eher 30–40 Minuten.

Vergessen Sie nicht, dass die Übungen bis zur 12. Schwangerschaftswoche gemacht werden sollten. Hören Sie also nicht bei einem positiven Test auf.

Alle Übungen können ganz ohne Geräte durchgeführt werden. Vorteilhaft wäre aber folgende Ausrüstung:
- eine Yogamatte oder eine ähnliche Unterlage
- ein Kissen (beispielsweise ein Balancekissen) (◌ Abb. 3.9)
- ein Yogablock oder Ähnliches

▪ Übung 1: Atmung

Legen Sie sich bequem auf den Rücken, mit gebeugten Beinen und den Fußsohlen auf dem Boden. Legen Sie Ihre Hände auf den Unterleib und beginnen Sie, Ihren Atemzügen zu folgen (◌ Abb. 3.11). Sind diese tief und ruhig? Oder angestrengt und oberflächlich? Können Sie beim Atmen eine Bewegung unter Ihren Händen spüren? Können Sie beim Einatmen auch eine Bewegung – eine kleine Erweiterung im Gewebe – ganz unten am Beckenboden wahrnehmen? Versuchen Sie das Ausatmen zu verlängern, um so Ihre Atemzüge zu vertiefen.

Sie sollten die Atemzüge nicht tief in sich hineinpressen, sondern sie tiefenentspannt in sich hineinsinken lassen. Nehmen Sie sich für diese Übung ein paar Minuten Zeit, bis Sie sich ruhig und entspannt in Ihrem Körper angekommen fühlen.

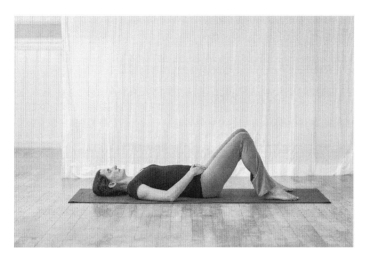

■ **Abb. 3.11** Spüren Sie Ihre Atemzüge

■ Übung 2: Kontakt mit der Tiefenmuskulatur

Legen Sie die Hände flach auf die Matte/den Boden (■ Abb. 3.12a).
Dann drücken Sie die Füße und Hände in den Boden. Es sollen wirklich der ganze Fuß und alle Zehen sowie die ganze Hand und alle Finger in den Boden gedrückt werden. Es ist eine „Nicht-Bewegungsübung", bei der Sie versuchen sollen, die Wirbelsäule in Ruhe zu halten. Sie darf weder gesenkt noch gehoben sein, sondern soll neutral verbleiben. Halten Sie die Spannung 6–8 Sekunden (■ Abb. 3.12b).

Danach entspannen Sie sich bei der Ausatmung. Sorgen Sie dafür, dass es zu einem Atemzug zwischen jeder Spannung kommt, bei dem Sie sich einfach nur entspannen.

Wiederholen Sie diese Übung 4- bis 6-mal.

Seien Sie aufmerksam für das, was in Ihrem Körper geschieht, wenn Sie die Hände und Füße in den Boden drücken. Was passiert in Ihrem Körperinneren (Ihren tiefen Bauchmuskeln) und in Ihrem Beckenboden? Merken Sie die Spannung und die Entspannung?

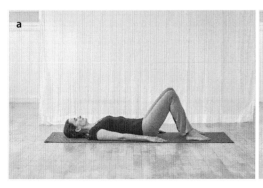
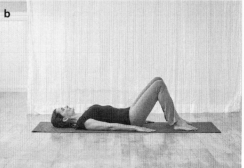

■ **Abb. 3.12** **a** Legen Sie die Hände flach auf den Boden. **b** Drücken Sie die Füße und Hände in den Boden

3

- **Übung 3: Spannung und Entspannung in den Beckenmuskeln**

Legen Sie sich auf den Rücken, beugen Sie die Beine über den Bauch und lassen Sie die Knie nach außen zu den Ellenbogen fallen, sodass Sie Ihren Beckenboden strecken und öffnen (■ Abb. 3.13a). Ziehen Sie die Knie in Richtung Achseln, sodass Sie Ihr Becken ein wenig vom Boden heben, und atmen Sie (■ Abb. 3.13b). Dann heben Sie die Beine mit leicht gebeugten Knien nach oben. Legen Sie die Hände auf die innere Seite/Oberseite der beiden Knie. Nun drücken Sie die Knie gegen Ihre Hände nach oben und diagonal zur Mitte, sodass Sie das Becken wieder etwas vom Boden heben, aber diesmal aktiv (■ Abb. 3.13c). Halten Sie die Spannung, während Sie atmen, lassen Sie dann die Spannung los und die Knie zurück auf Ihren Brustkorb Richtung Achseln gleiten. Danach fangen Sie wieder von vorne an.

Wiederholen Sie diese Übung 4- bis 6-mal.

Bei dieser Übung ist es wichtig, dass Sie das Becken etwas vom Boden heben, sowohl in der ersten Phase, wenn Sie die Knie an- ziehen und es nur mit der Kraft der Arme passiv heben, als auch in der nächsten Phase, wo Sie es aktiv mit der Kraft der Muskeln im Beckenbereich heben. Der Nacken und die Schultern sollen ent- spannt auf der Matte bleiben.

Falls es für Sie einfacher ist, können Sie auch die Arme kreu- zen und die Hände auf das jeweils gegenüberliegende Knie legen und gegendrücken (■ Abb. 3.13d).

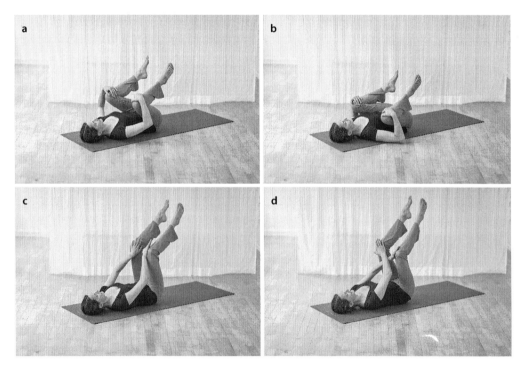

■ **Abb. 3.13**   **a** Beugen Sie die Beine über den Bauch. **b** Ziehen Sie die Knie in Richtung Achseln. **c** Drücken Sie die Knie gegen Ihre Hände nach oben und diagonal zur Mitte. **d** Sie können gerne die Arme kreuzen

- **Übung 4: Mobilisierung der Beckengelenke und Dehnung der Gracilis-Muskeln**

Rollen Sie sich auf den Bauch und strecken Sie die Arme zur Seite. Beginnen Sie damit, das linke Knie zu beugen, sodass der Unterschenkel in Richtung Decken zeigt (◘ Abb. 3.14a). Dann lassen Sie ihn über das rechte Bein fallen (◘ Abb. 3.14b). Danach bewegen Sie das linke Knie so hoch wie Sie können in Richtung Achselhöhle. Versuchen Sie das Becken auf dem Boden zu behalten. Wenn Sie bei dieser Bewegung an Ihre Grenze angekommen sind, entspannen Sie das Bein, während Sie das Knie mit dem linken Arm etwas höher in Richtung Achselhöhle ziehen (jetzt als ein passiver Zug, wo Sie nur die Kraft der Armmuskeln nutzen) (◘ Abb. 3.14c). Lassen Sie das Becken so weit wie möglich auf dem Boden und drehen Sie die Wirbelsäule so wenig wie möglich.

Bleiben Sie in dieser Stellung, während Sie 1–2 Atemzüge nehmen. Entspannen Sie die Beckenmuskeln! Dann schieben Sie das Knie heraus und weg vom Körper (◘ Abb. 3.14d), strecken Sie das Bein wieder aus und bringen es zurück in die Ausgangsstellung (◘ Abb. 3.14e).

Wiederholen Sie diese Übung 2- bis 3-mal auf jeder Seite. Führen Sie die Übung langsam durch und nehmen Sie sich Zeit, die Dehnung in den Leisten und Innenschenkeln (im M. gracilis) zu fühlen.

Beachte: Wenn Sie bei dieser Übung Schmerzen in der Hüfte bekommen und dazu ein Gefühl des Abklemmens in den Leisten, während Sie das Knie hochziehen, dann versuchen Sie das Knie nicht so hoch zu ziehen. Diese Übung müssen Sie ohne Schmerzen ausführen können. Wenn Sie das nicht schaffen, lassen Sie diese Übung einfach aus und gehen Sie zur nächsten Übung.

3

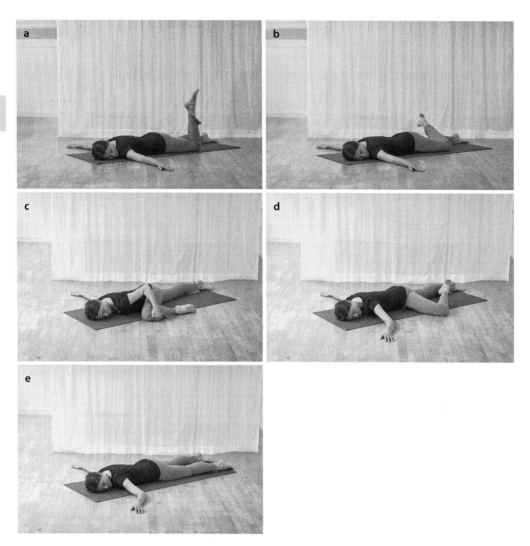

🔲 **Abb. 3.14**   **a** Beugen Sie das linke Knie. **b** Lassen Sie Ihre linken Unterschenkel über das rechte Bein fallen.
c Bewegen Sie das linke Knie so hoch wie Sie können, in Richtung Achselhöhle. **d** Schieben Sie das Knie weg vom
Körper. **e** Zurück in die Ausgangsstellung

■ **Musculus gracilis**

Das Ziel der beiden vorherigen Übungen ist es, die Muskeln in
den Innenschenkeln zu aktivieren, zu dehnen und zu entspannen – insbesondere den Gracilis-Muskel. Dieser Muskel wird
auch als Jungfrauenhüter bezeichnet, weil er unter anderem die
Funktion hat, unsere Knie zusammenzuziehen (🔲 Abb. 3.15).

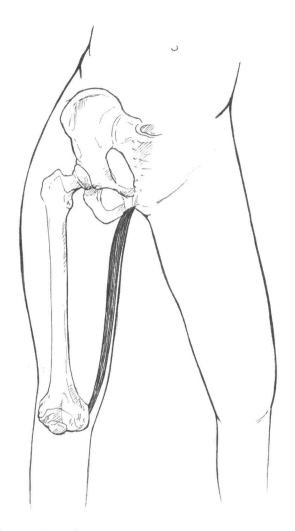

◘ Abb. 3.15 M. gracilis

Eine Spannung im Gracilis-Muskel bewirkt laut den Mojzisova-Therapeuten auch eine Spannung im Beckenboden und im Gebärmutterhals (Cervix) und kann somit einen Geschlechtsverkehr und ein Eindringen von unerwünschtem Samen bis hin zur Gebärmutter verhindern. Eine Spannung im Gracilis ist somit nicht erwünscht, wenn Sie schwanger werden wollen.

Eine anhaltende Spannung in diesem Bereich kann ein Zeichen dafür sein, dass Ihr Gebärmutterhals angespannt und somit schwer durchdringbar ist. Frauen, die einem sexuellen Übergriff ausgesetzt waren, werden oft chronische Spannungen im Gracilis-Muskel und im Beckenboden haben, aber auch andere Frauen können diese Spannungen erleben.

■ **Übung 5: Mobilisierung der Wirbelsäule (Flexion/Extension)**
Begeben Sie sich in den Vierfüßlerstand, alle Gelenke sind parallel

3

zueinander, das heißt, die Hände sind unter den Schultergelenken und die Knie unter den Hüftgelenken. Versuchen Sie den Nacken nicht zu beugen, lassen Sie stattdessen den Hals und den Nacken eine Verlängerung der Wirbelsäule sein (◘ Abb. 3.16a).

Wenn Sie auf allen vieren stehen, beugen Sie den Rücken zu einem Katzenbuckel (Flexion), indem Sie die Bewegung ausgehend vom Steißbein (◘ Abb. 3.16b) wie eine Welle bis zum Kopf durchziehen (◘ Abb. 3.16c), Wirbel für Wirbel. Beim Abrollen fangen Sie wieder am Steißbein an (◘ Abb. 3.16d). Rollen Sie dann in einem Schwung zurück (Extension), also über die Lenden bis zum Kopf, wieder Wirbel für Wirbel (◘ Abb. 3.16e).

Wiederholen Sie diese Übung 6- bis 8-mal.

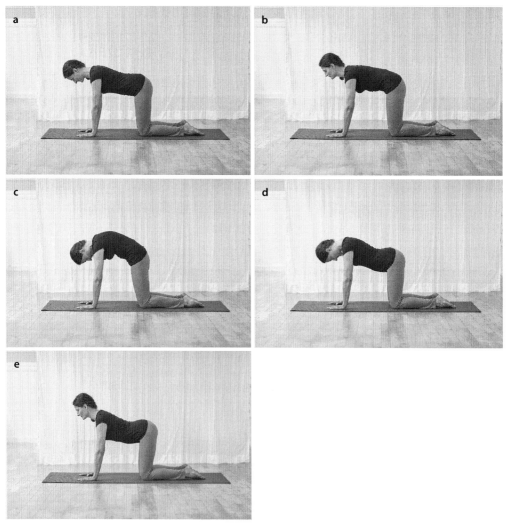

◘ **Abb. 3.16**   **a** Vierfüßlerstand. **b** Beugen Sie den Rücken zu einem Katzenbuckel ausgehend vom Steißbein. **c** Wie eine Welle bis zum Kopf durchziehen. **d** Rollen Sie in einem Schwung zurück, wieder vom Steißbein ausgehend. **e** Rollen Sie über die Lenden bis zum Kopf – Wirbel für Wirbel

Wenn Sie schwanger werden möchten, ist es eine gute Idee, Übungen auf allen vieren zu machen. In dieser Stellung haben die reproduktiven Organe richtig gute Arbeitsverhältnisse. Hier können sie sich frei bewegen und jeden Druck oder jedes Abklemmen durch die darüber liegenden Strukturen umgehen. Von der anatomischen Perspektive betrachtet ist es unsere natürliche Stellung. Fast alle Säugetiere paaren sich in dieser Stellung. Besonders empfehlenswert sind Übungen auf allen vieren in den Tagen vor und nach der Insemination oder vor dem Einsetzen der Eizellen, falls Sie in medizinischer Fertilitätsbehandlung sind.

In ► Kap. 8 können Sie mehr über die Lage der Gebärmutter lesen.

■ **Alternative Ausgangsstellung 5a**

Sie können diese Übung auch machen, indem Sie sich auf Ihre Unterarme statt auf die Hände stützen (◘ Abb. 3.17). Diese Ausgangsstellung sollten Sie vor allem dann einnehmen, wenn Sie Probleme mit Ihren Handgelenken und/oder einer zurückgebeugten (retroflektierten) oder vorgebeugten (anteflektierten) Gebärmutter haben (für ausführlichere Informationen über die Lage der Uterus und dessen Bedeutung für die Fertilität siehe ► Kap. 8).

Diese alternative Ausgangsstellung können Sie auch für die Übungen 6 und 7 benutzen.

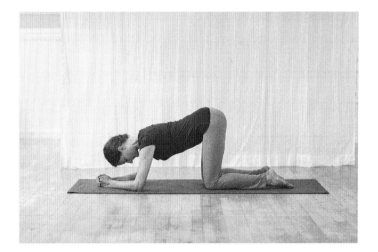

◘ **Abb. 3.17** Diese Ausgangsstellung sollten Sie vor allem dann einnehmen, wenn Sie Probleme mit Ihren Handgelenken und/oder einer nach hinten (retroflektierten) oder nach vorn abgeknickten (anteflektierten) Gebärmutter haben

3

■   **Alternative Ausgangsstellung 5b**

Sie können Ihre Hände auch auf einen Yogablock, eine Stufe oder einen Stapel Bücher stützen, sodass Sie etwas angehoben werden, wobei sich Ihre Hüften öffnen und Sie mehr Beweglichkeit im Lendenbereich schaffen. Nehmen Sie diese Position ein, wenn Sie eine intensive Mobilisierung Ihrer Lenden brauchen. Vielleicht fühlen Sie sich im Lendenbereich oder in der Hüfte steif, empfindlich oder müde. Wenn Sie Probleme mit dem venösen Rücklauf haben und Sie sich im Bauch und/oder im Unterleib aufgeblasen fühlen, kann es auch vorteilhaft sein, zwischen 5, 5a und 5b zu wechseln.

Diese alternative Ausgangsstellung können Sie auch für Übungen 6 und 7 benutzen (◘ Abb. 3.18).

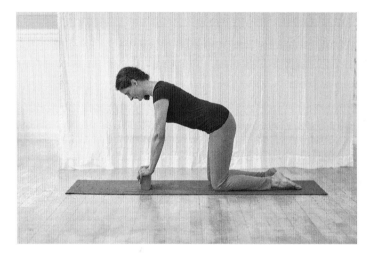

◘ **Abb. 3.18**   Nehmen Sie diese Ausgangsstellung ein, wenn Sie eine intensive Mobilisierung Ihrer Lenden brauchen

▪ Übung 6: Mobilisierung der Wirbelsäule (Seitbeugung)

Immer noch auf allen vieren stehend (mit den Händen unter den Schultern, den Knien unter den Hüften und mit langem Hals) heben Sie nun die Füße ein paar Zentimeter vom Boden (◘ Abb. 3.19a). Legen Sie eventuell eine extra Polsterung wie ein Kissen oder eine gerollte Matte unter die Knie, damit es für die Knie nicht unangenehm wird. Dann schwingen Sie die Unterschenkel und den Kopf abwechselnd nach links (◘ Abb. 3.19b) und rechts – immer Kopf und Beine in die gleiche Richtung (◘ Abb. 3.19c). Achten Sie darauf, dass Sie Ihren Kopf nicht hängen lassen, sondern halten Sie Kopf und Hals in Verlängerung der Wirbelsäule. Beachten Sie, dass Sie mit Ihrem Hals eine Bewegung zur Seite machen und keine Rotation.

Wiederholen Sie die Übung 6- bis 8-mal auf jeder Seite.

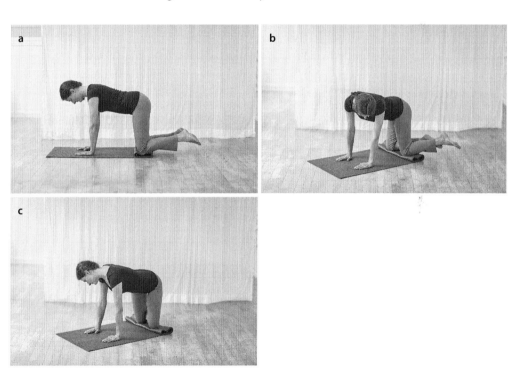

◘ **Abb. 3.19** **a** Heben Sie nun die Füße ein paar Zentimeter vom Boden. **b** Schwingen Sie die Unterschenkel und den Kopf in einer Seitenbeugung. **c** Abwechselnd nach links und rechts schwingen –Kopf und Beine immer in die gleiche Richtung

3

■ **Alternative Ausgangsstellung 6a und 6b**

Sie können die gleichen alternativen Ausgangsstellungen wählen, die in Übung 5a und 5b beschrieben werden, also auf den Unterarmen oder auf einem Yogablock.

■ **Übung 7: Mobilisierung der Wirbelsäule (Rotation)**

Immer noch auf allen vieren stehend, heben Sie nun den einen Ellbogen so, dass der Oberarm zur Seite und der Unterarm zum Boden zeigt. Sehen Sie die ganze Zeit auf Ihren Ellbogen. Dann rotieren Sie die Wirbelsäule, indem Sie Ihren Brustkorb öffnen, sodass der Ellbogen, soweit er kann, zur Decke gehoben wird (◘ Abb. 3.20a). Dann strecken Sie den Arm so aus, dass der Arm zur Decke zeigt und die Handfläche nach außen. Bleiben Sie in dieser Rotation, während Sie einmal ausatmen (◘ Abb. 3.20b). Dann gleiten Sie langsam wieder nach unten und wiederholen die Übung auf der anderen Seite (◘ Abb. 3.20c).

Die Übung wird abwechselnd 4- bis 5-mal pro Seite wiederholt.

Achten Sie darauf, ob es einen Unterschied zwischen der linken und der rechten Seite gibt. Versuchen Sie, eventuelle Unterschiede langsam auszugleichen.

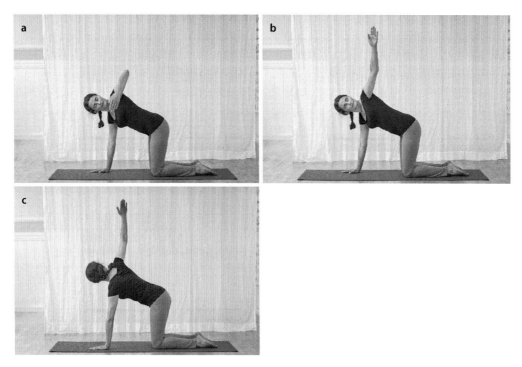

◘ **Abb. 3.20** **a** Heben Sie einen Ellbogen und rotieren Sie die Wirbelsäule. **b** Strecken Sie den Arm zur Decke mit der Handfläche nach außen. **c** Wiederholen die Übung auf der anderen Seite

- **Alternative Ausgangsstellung 7a und 7b**

Sie können die gleiche alternative Ausgangsstellungen wählen, die in Übung 5a und 5b beschrieben werden, also auf den Unterarmen oder auf einem Yogablock.

- **Übung 8: Entspannung**

Auf Händen und Knien stehend rotieren Sie jetzt etwas in den Schultern und Hüften, sodass die Finger und Zehen diagonal zur Mitte zeigen. Die Zehen dürfen sich gerade noch berühren (◘ Abb. 3.21a).

Versuchen Sie, Ihre Wirbelsäule so lange wie möglich stabil und unbewegt zu halten, während Sie langsam nach hinten gleiten, bis Ihr Bauch Ihre Schenkel und Ihr Kopf den Boden berührt (◘ Abb. 3.21b). Stellen Sie sich eventuell vor, dass ein Tablett mit Tassen voll heißem Wasser auf Ihrem Rücken steht, das nicht umfallen darf.

Dann entspannen Sie sich und amten tief ein und aus (◘ Abb. 3.21c).

Entspannen Sie Ihren Rücken, Ihren Bauch, Ihr Gesäß und Ihren Beckenboden und spüren Sie, wie das Einatmen Ihr Gewebe erweitert, sodass der Bauch gegen die Schenkel gedrückt wird und sich der Beckenboden ausweitet. Bleiben Sie in dieser Stellung liegen und entspannen Sie sich für 1–2 Minuten.

Dann aktivieren Sie wieder Ihren Beckenboden, indem Sie Ihr Gesäß unter sich zusammenziehen, die Knie in den Boden und hinein zur Mitte pressen. Dabei gibt es keine Bewegung, aber Sie sollten eine Spannung in den Innenschenkeln und im Beckenboden spüren. Erst dann beginnt die Bewegung: Mit der Kraft des Beckens und der Beine erheben Sie sich, bis der Rücken wieder in Normalstellung ist und Sie zurück in der Position auf allen vieren sind.

Richten Sie sich wieder auf, sodass die Finger nach vorn und die Zehen wieder nach hinten zeigen.

3

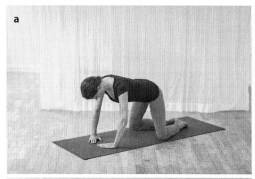

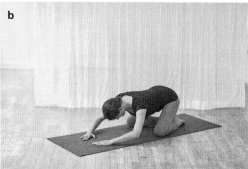

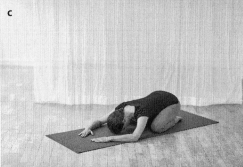

◘ Abb. 3.21 **a** Rotieren Sie etwas in den Schultern und Hüften, sodass die Finger und Zehen diagonal zur Mitte zeigen. **b** Gleiten Sie langsam nach hinten. **c** Entspannen Sie sich und atmen Sie tief durch

■ **Übung 9: Stabilität**

In der gleichen Ausgangsposition – also auf allen vieren stehend mit den Händen unter den Schultern, den Knien unter den Hüften und mit dem Rücken in Neutralstellung – heben Sie zuerst die eine Hand ein paar Zentimeter über den Boden, ohne den Rücken, die Schultern oder das Becken zu bewegen (◘ Abb. 3.22a). Halten Sie die Stellung einen Augenblick und setzen Sie die Hand wieder ab. Dann heben Sie die andere Hand, halten diese einen Augenblick und setzen wieder ab. Das ist eine stabilisierende Übung, nur der Ellbogen bewegt sich. Der Rest des Körpers bleibt völlig ruhig. Benutzen Sie eventuell die Visualisierung mit dem Tablett und dem kochenden Wasser auf dem Rücken.

Wiederholen Sie die Übung mit den Beinen. Heben Sie erst das eine Knie etwas nach vorne und dann das andere, auch jetzt ohne Ihren Rumpf zu bewegen (◘ Abb. 3.22b).

Wiederholen Sie die Übung, aber heben Sie nun sowohl Arme als auch Beine diagonal (◘ Abb. 3.22c). Heben Sie zuerst die rechte Hand und das linke Knie und danach die linke Hand und das rechte Knie. So, als ob Sie versuchen würden, nach vorne zu krabbeln, aber es nicht tun.

Diese Übung kann 2–3 Minuten lang ausgeführt werden oder bis Sie erschöpft sind. Beenden Sie die Übung eventuell wieder mit der Entspannungshaltung aus Übung 8.

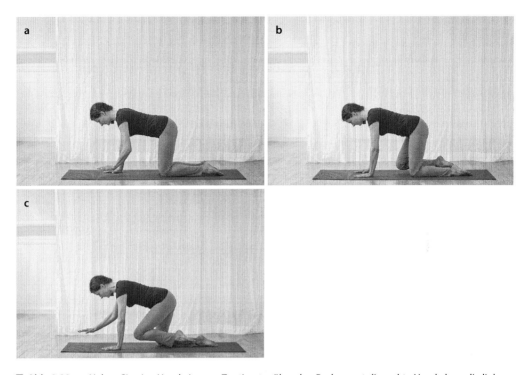

◘ Abb. 3.22 **a** Heben Sie eine Hand ein paar Zentimeter über den Boden, erst die rechte Hand, dann die linke. **b** Heben Sie ein Knie etwas nach vorne, ohne den Rumpf zu bewegen, erst das rechte Knie, dann das linke. **c** Heben Sie Hand und Knie gleichzeitig abwechselnd diagonal

▪ Übung 10: Förderung der Blutzirkulation im Unterleib

Legen Sie sich mit gebeugten Beinen auf den Rücken. Nun ziehen Sie, so gut Sie können, Ihre Bauchmuskeln ein und machen sich ganz dünn, so als ob Sie eine ganz enge Hose anziehen und schließen wollten (◘ Abb. 3.23a). Halten Sie diese Spannung für 5, 8, 12 oder 15 Sekunden (beispielsweise für 5 Sekunden in der ersten Woche, danach 8 Sekunden in der nächsten Woche und danach 12 und 15 Sekunden). Danach entspannen Sie sich komplett und atmen wieder 2- bis 3-mal tief und ruhig durch (◘ Abb. 3.23b). Füllen Sie sich mit Luft. Spüren Sie, wie das zurückgehaltene Blut nun zurück in ihren Unterleib fließt.

Halten Sie auch in dieser Übung die Wirbelsäule ruhig. Drücken Sie die Lenden dabei nicht in den Boden, kippen Sie auch das Becken nicht. Ziehen Sie einfach den Nabel in die Wirbelsäule hinein.

Wiederholen Sie die Übung 2- bis 3-mal. Nicht mehr.

3

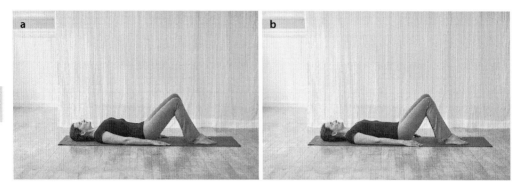

◨ **Abb. 3.23   a** Ziehen Sie Ihre Bauchmuskeln ein und machen Sie sich ganz dünn. **b** Entspannen Sie sich komplett und atmen wieder 2- bis 3-mal tief und ruhig durch

■ **Übung 11: Beckenhebung**

Spannen Sie zuerst den Beckenboden an und kippen Sie das Becken nach oben (◨ Abb. 3.24a).

Dann heben Sie das Becken, danach die Wirbelsäule – Wirbel für Wirbel – in einer rollenden Bewegung (◨ Abb. 3.24b), bis Sie eine gerade Linie von den Schultern zu den Knien erreichen (◨ Abb. 3.24c).

Danach rollen Sie wieder herunter – Wirbel für Wirbel, wie eine Welle. Zuletzt legen Sie das Becken ab und entspannen den Beckenboden. Versuchen Sie wirklich nur einen Wirbel nach dem anderen zu heben bzw. zu senken, sodass Sie eine optimale Mobilisierung jedes einzelnen Gelenks der Wirbelsäule bekommen.

Wiederholen Sie diese Übung 6- bis 8-mal.

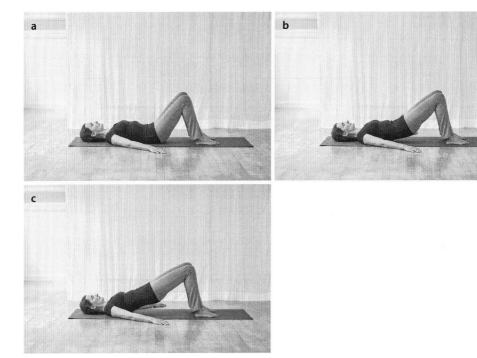

■ **Abb. 3.24**   **a** Spannen Sie den Beckenboden an und kippen Sie das Becken nach oben. **b** Heben Sie das Becken, danach die Wirbelsäule – Wirbel für Wirbel – in einer rollenden Bewegung, **c** bis Sie eine gerade Linie von den Schultern zu den Knien erreichen

■ **Übung 12: Dehnen**

Jetzt strecken Sie die Beine auf dem Boden und die Arme über dem Kopf aus. Die Zehen zeigen zur Decke, während Sie den ganzen Körper in die Länge ziehen (■ Abb. 3.25a).

Dann dehnen Sie abwechselnd erst die eine (■ Abb. 3.25b) und dann die andere Seite (■ Abb. 3.25c). Richten Sie Ihre Aufmerksamkeit darauf, den Abstand zwischen den Rippen und der Hüfte zu vergrößern. Wiederholen Sie die Übung 8- bis 10-mal auf jeder Seite. Zuletzt ziehen Sie den ganzen Körper in die Länge. Versuchen Sie wieder die Wirbelsäule neutral zu halten. Sie sollten weder den Rücken bewegen und den Brustkorb heben noch den Lendenbereich in den Boden drücken.

3

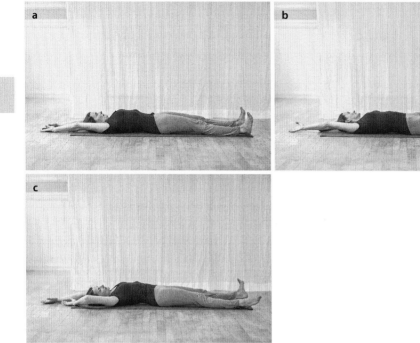

❑ Abb. 3.25   **a** Die Zehen zeigen zur Decke, während Sie den ganzen Körper lang ausstrecken. **b** Ziehen Sie erst die eine Seite in die Länge. **c** Dehnen Sie dann die andere Seite

■ **Übung 13: Mobilisierung der Beckengelenke**

Bleiben Sie jetzt mit gebeugten Beinen auf dem Rücken liegen, aber vergrößern Sie den Abstand zwischen Ihren Füßen. Wenn Sie auf einer Yogamatte liegen, platzieren Sie die Füße auf beiden Seiten außerhalb der Matte (❑ Abb. 3.26a). Die Arme werden zur Seite ausgestreckt.

Lassen Sie jetzt das rechte Knie nach innen und unten zur Matte fallen, während das andere aufrecht stehen bleibt (❑ Abb. 3.26b). Sie dürfen das Knie gerne etwas in Richtung Matte drücken, solange das nicht wehtut. Halten Sie die Wirbelsäule so ruhig wie möglich. Danach heben Sie das Knie wieder hoch und wiederholen die Übung mit dem linken Bein (❑ Abb. 3.26c).

Spüren Sie in sich hinein, ob es einen Unterschied zwischen der rechten und der linken Seite gibt. Ist es auf einer Seite schwerer, die Übung auszuführen? In diesem Fall pressen Sie gerne etwas mehr auf der steifen Seite und fühlen Sie, ob Sie den Unterschied langsam ausgleichen können. Es darf aber immer noch nicht wehtun.

Wiederholen Sie die Übung 8- bis 10-mal auf jeder Seite.

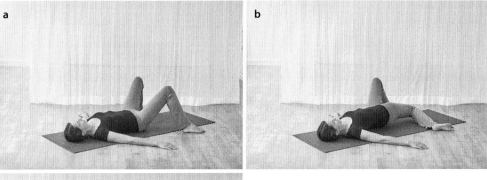

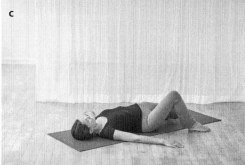

◘ Abb. 3.26 **a** Platzieren Sie die Füße auf beiden Seiten außerhalb der Matte. **b** Lassen Sie jetzt das rechte Knie nach innen und unten zur Matte fallen. **c** Dann wiederholen Sie die Übung mit dem linken Bein

▪ Übung 14: Psoas-Entspannung

Beenden Sie Ihr Training mit einer Entspannung der Psoas-Muskeln.

Legen Sie sich wieder auf den Rücken mit gebeugten Beinen, den Fußsohlen auf dem Boden und den Händen auf dem Unterleib. Atmen Sie und spüren Sie einfach die Atmung unter den Händen (◘ Abb. 3.27). Fühlen Sie, ob es Spannungen im Körper gibt, die Sie noch nicht ganz lösen konnten. Versuchen Sie die Atmung zu verlängern und lassen Sie beim nächsten Ausatmen los. Gerne mit einem tiefen Seufzer.

Manchmal reicht es aus, kurz in dieser Entspannungshaltung, die wir als „Constructive Rest" bezeichnen, zu bleiben. An anderen Tagen, an denen Sie vielleicht mehr Zeit haben oder einen größeren Bedarf für eine Psoas-Entspannung spüren, können Sie mit den folgenden Varianten weiterarbeiten.

Nehmen Sie einfach die Variante bzw. Ausgangsstellung, die Sie am liebsten mögen und bei der Sie das Gefühl haben, dass sie Sie am besten entspannt.

3

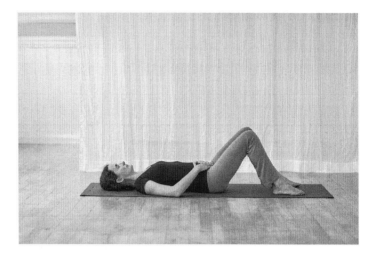

❏ **Abb. 3.27**   Atmen Sie und spüren Sie die Atmung unter den Händen

▪▪ Variation 14a

Während des Ausatmens strecken Sie das eine Bein aus, indem Sie es auf dem Boden entlanggleiten lassen (❏ Abb. 3.28a), bis es ruhig und entspannt liegt (❏ Abb. 3.28b). Fühlen Sie das Gewicht des Beines. Atmen Sie ein- oder zweimal ein und aus, bevor Sie das Bein zurück in die Ausgangsposition ziehen. Versuchen Sie, das Bein nicht zu heben. Lassen Sie es einfach vor- und zurückgleiten.

Dann wiederholen Sie die Übung während des nächsten Ausatmens mit dem anderen Bein. Nehmen Sie sich Zeit für diese Übung. Machen Sie sie langsam.

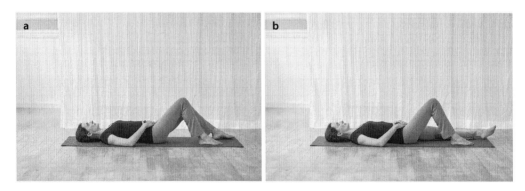

❏ **Abb. 3.28**   **a** Während des Ausatmens strecken Sie das eine Bein aus, **b** bis es ruhig und entspannt auf dem Boden liegt

▪▪ Alternative Ausgangsstellung

Legen Sie eventuell ein Kissen (◘ Abb. 3.29a) oder eine zusammengerollte Matte unter Ihr Becken (◘ Abb. 3.29b), sodass es ein wenig
über den Boden gehoben wird. In dieser Position führen Sie die
Übung wie in 14a aus. Erst auf der einen Seite und dann auf der anderen. Wie fühlt sich das an? Angenehm oder eher unangenehm?

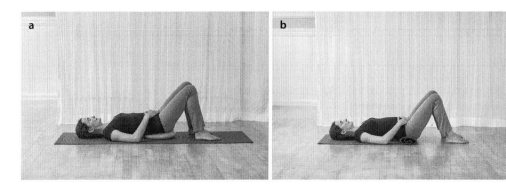

◘ **Abb. 3.29**   **a** Legen Sie eventuell ein Kissen unter Ihr Becken **b** oder eine zusammengerollte Matte

▪▪ Variation 14b

In dieser Variante der Psoas-Entspannung ziehen Sie das eine
Knie zum Brustkorb. Dann legen Sie die entgegengesetzte Hand
auf die Innenseite des Knies und drücken Hand und Knie gleichzeitig gegeneinander (◘ Abb. 3.30a). Fühlen Sie, wie der Psoas auf
der anderen Seite mit einer stabilisierenden Spannung reagiert.
Halten Sie die Spannung einen Augenblick (4–5 Sekunden), entspannen Sie dann wieder und ziehen Sie das Knie noch weiter
zum Brustkorb (◘ Abb. 3.30b). Bleiben Sie in dieser Entspannung
für eine Minute oder länger, wenn Sie mögen. Dann wiederholen
Sie die Übung auf der anderen Seite.

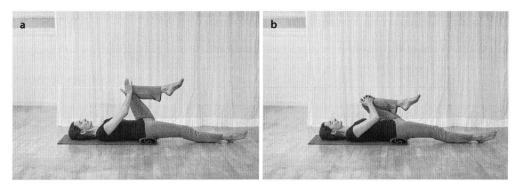

◘ **Abb. 3.30**   **a** Ziehen Sie das eine Knie zum Brustkorb und legen Sie die entgegengesetzte Hand auf die Innenseite des Knies, dann pressen Sie Hand und Knie gleichzeitig gegeneinander. **b** Entspannen Sie sich dann wieder
und ziehen Sie das Knie noch weiter zum Brustkorb

3

Gehen Sie jetzt zurück zum „Constructive Rest" (Übung 14). Spüren Sie 1–2 Minuten nach, wie es Ihnen geht, bevor Sie aufstehen. Ist Ihre Atmung tiefer geworden? Haben Sie das Gefühl, wärmer geworden zu sein? Haben Sie neue Schmerzen bekommen oder haben sich alte Schmerzen geändert? Erleben Sie eine Symptomlinderung? Fühlen Sie sich entspannt? Wie geht es Ihrem Becken und Ihrem Unterleib?

■ **Übung 15: Kontakt mit der Beckenbodenmuskulatur**

Wenn Sie lästige Spannungen in Ihrem Beckenboden spüren, dann nehmen Sie sich ab und zu ein bisschen mehr Zeit, um Ihren Beckenboden tiefer zu entspannen. Vielleicht haben Sie Schmerzen während des Geschlechtsverkehrs oder Probleme, das Wasser zu halten, oder vielleicht fühlen Sie sich einfach verkrampft.

Ein konstant angespannter Beckenboden verschlechtert die Blutzirkulation in Ihrem Unterleib und damit auch die Versorgung der reproduktiven Organe mit Hormonen, Sauerstoff und Nährstoffen.

Oft kann man Spannungen im Beckenboden bereits durch spezielle Übungen zu Hause vermindern. Wenn Sie aber sehr darunter leiden, empfehle ich Ihnen, Hilfe bei einem Physiotherapeuten mit Spezialisierung im gynäkologischen Bereich zu suchen. Mojzisova entspannte die Beckenböden ihrer Patienten manuell durch das Rektum.

In meinen Gruppen entspannen wir die Beckenbodenmuskulatur auf verschiedene Arten und mit verschiedenen Geräten, um die Methode zu finden, die am besten zur jeweiligen Patientin passt. Die Übungen, die die meisten aus meiner Gruppe bevorzugen, sind die Massageübungen mit dem großen Ballstick-Ball.

Beginnen Sie damit, sich mit gebeugten Knien auf den Ballstick-Ball zu setzen und spüren Sie, wie es sich anfühlt, wenn der Ball auf Ihren Beckenboden drückt (◼ Abb. 3.31). Spannen Sie das Becken etwa 4–5 Sekunden an und lassen Sie wieder locker. Spüren Sie diesen Wechsel? Bleiben Sie dann ein paar Minuten entspannt sitzen und visualisieren Sie, wie Ihr Beckenboden zu Gelee wird und über dem Ball schmilzt.

Wiederholen Sie die Übung noch 1- bis 2-mal.

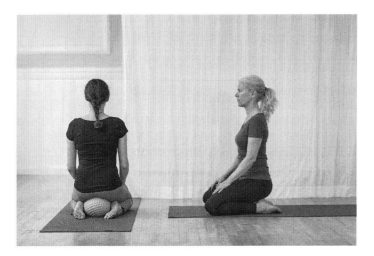

Abb. 3.31 Setzen Sie sich mit gebeugten Knien auf den Ballstick-Ball und spüren Sie, wie es sich anfühlt, wenn der Ball auf Ihren Beckenboden drückt

Wenn das für Sie wegen Knieschmerzen oder starrer Fußgelenke keine gute Stellung ist, können Sie versuchen, Ihre Beine zur Seite auszustrecken oder mit zur Seite geöffneten Knien die Fußsohlen vor dem Körper zusammenzuführen („Schmetterlingsposition"). Wenn Sie eine dieser alternativen Positionen wählen, wäre es vorteilhaft, sich an eine Wand zu setzen, sodass Ihr Rücken gestützt wird. Ansonsten lassen Sie diese erste Übung aus und gehen direkt zur nächsten.

■ **Übung 16: Selbstmassage für ihren Beckenboden**
Bleiben Sie auf dem Ball sitzen. Stützen Sie sich dabei mit den Händen und Füßen auf dem Boden und bewegen Sie sich auf dem Ball hin und her (■ Abb. 3.32a). Spüren Sie, wie Sie übers Kreuzbein, Steißbein und den Beckenboden rollen. Die Bewegung wird ruhig ausgeführt und soll angenehm sein.

Versuchen Sie nun, weiterhin auf dem Ball, das Becken in kleinen Kreisen rund um das Kreuzbein kreisen zu lassen. Erst langsam in die eine Richtung und dann in die andere.

Dann bewegen Sie sich von der einen Beckenseite zur anderen, damit Sie den rechten und linken Gesäßmuskel gut einbeziehen. Fühlen Sie sich in den Gesäßmuskeln verspannt, dann ist es eine gute Idee, erst die eine Seite mit kleinen zirkulären Bewegungen gründlich zu massieren, und danach die andere Seite (■ Abb. 3.32b).

Haben Sie keine Angst, Ihrer Intuition zu folgen, wenn es darum geht, den Gesäßmuskel oder Beckenboden zu massieren. Man kann je nach Tagesform unterschiedliche Bedürfnisse haben. Wenn die eine Seite mehr Bedarf hat als die andere, dann bewegen Sie den Ball dahin, wo Sie ein Bedürfnis verspüren. Folgen Sie Ihrem Gefühl. Sie können nichts verkehrt machen.

3

Wenn Sie meinen, dass Ihnen der Ballstick-Ball wehtut, dann können Sie auch mit einem weicheren Ball anfangen, z. B. mit einem Redondo-Ball. Die Massage darf gerne zu spüren sein, sollte aber niemals wehtun.

Schließen Sie die Massage ab, indem Sie in sich hineinfühlen, wie es Ihnen geht. Geht es Ihrem Beckenboden jetzt anders? Sind Sie nun entspannt? Oder haben Sie mehr Schmerzen oder erneute Spannungen bekommen? Dann können Sie beim nächsten Mal eventuell etwas anderes probieren. Es gibt viele gute Beckenboden-Programme im Internet oder in der Bibliothek oder als App. Probieren Sie verschiedene Methoden aus und wählen Sie die Methode, die Ihnen am besten gefällt. Sprechen Sie eventuell mit Ihrem Hausarzt, Gynäkologen oder Physiotherapeuten darüber, wie Sie die Spannungen in Ihrem Beckenboden am besten beseitigen können.

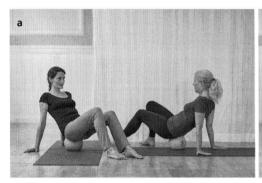
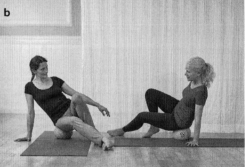

a

b

◘ **Abb. 3.32   a** Bewegen Sie sich ruhig und entspannt auf dem Ball hin und her. **b** Massieren Sie die Gesäßmuskeln mit kleinen zirkulären Bewegungen

Literatur

Broulikova D (2002) Physiotherapie nach der Methode von Ludmila Mojzisova. Magister-Arbeit, http://docplayer.org/64078739-Physiotherapie-nach-der-methode-von.html. Zugegriffen am 12.11.2018

Bulletti C, de Ziegler D (2006) Uterine contractility and embryo implantation. Curr Opin Obstet Gynecol 18:473–484

Mojzisova L (1990) Children of your own: the Mojzis method. Richmond Bay, Boulder

Koch L (2012) The psoas book. Guinea Pig Publications, Felton

Owen N et al (2010) Sedentary behavior: emerging evidence for a new health risk. Mayo Clin Proc 85:1138–1141

Priskorn L et al (2016) Is sedentary lifestyle associated with testicular function? A cross-sectional study of 1210 men. Am J Epidemiol 184:284–294

de Rezende LF et al (2014) Sedentary behavior and health outcomes among older adults: a systematic review. BMC Public Health 14:333

Sharma R et al (2013) Lifestyle factors and reproductive health: taking control of your fertility. Reprod Biol Endocrinol 11:66

Volejnikova H (1992) Studie zur Objektivierung der Erfolgsraten nach der Behandlungsmethode von L. Mojzisova bei weiblicher Sterilität infolge von Funktionsstörungen im Beckenbereich. Man Med 30:96–98

Die Wurn-Methode – Behandlung von Narbengewebe (Florida 1989)

© Springer-Verlag GmbH Deutschland, ein Teil von Springer Nature 2019
A. M. Jensen, *Kinderwunsch – Wie Physiotherapie helfen kann*,
https://doi.org/10.1007/978-3-662-58277-0_4

4

Die Wurn-Methode ist eine besondere Form manueller physiotherapeutischer Behandlung, einer Form also, bei der der Therapeut seine Hände verwendet, während der Patient bzw. die Patientin meist auf einer Behandlungsliege liegt. Die Wurn-Methode wurde von der amerikanischen Physiotherapeutin Belinda Wurn und ihrem Mann Lawrence in den 1980er- und 1990er-Jahren in Florida entwickelt. Der Fokus dieser Methode liegt auf der Behandlung von Narbengewebe im Unterleib.

Als frisch verheiratete 30-Jährige bekam Belinda Wurn Gebärmutterhalskrebs. Der Krebs war in einem Stadium, das eine sofortige Operation und Strahlenbehandlung erforderlich machte. Belinda Wurn konnte den Krebs überwinden, aber nach 1–1 ½ Jahren begann sie Druck im Unterleib zu spüren. Dieser entwickelte sich bald zu Schmerzen. Hinzu traten Verdauungsprobleme, Kopfschmerzen und starke Müdigkeit. Die Schmerzen wurden so schlimm, dass sie ärztliche Hilfe suchte. Die Ärzte boten ihr an, sich noch einmal operieren zu lassen. Das lehnte sie ab, da sie den Verdacht hatte, dass das Narbengewebe von der früheren Operation und die Bestrahlung die Ursache für ihre jetzigen Symptome waren. Sie fürchtete, dass eine weitere Operation diese nur noch verschlimmern würde. Stattdessen suchte sie Hilfe in physiotherapeutischen Fachkreisen. Über zwei Jahre bekam sie manuelle Therapien von verschiedenen Spezialisten sowohl innerhalb als auch außerhalb der USA. Diese Behandlungen zeigten langsam, aber effektiv Wirkung, sodass sie nach 2 Jahren fast symptomfrei war und endlich wieder voll arbeiten konnte.

Aus dieser Erfahrung heraus begann sich das Ehepaar Wurn intensiv mit der Frage zu beschäftigen, wie man anderen Menschen mit vergleichbaren chronischen Schmerzen nach Operationen, Traumata, Infektionen oder Strahlenbehandlungen helfen könnte. Gemeinsam entwickelten sie eine physiotherapeutische Untersuchungs- und Behandlungsmethode, die jetzt als „Wurn Technique" oder „Wurn-Methode" bezeichnet wird. Im Jahr 1989 eröffnete das Paar seine erste Praxis mit dem Schwerpunkt auf manuelle Behandlung von durch Narbengewebe verursachten Dysfunktionen und Schmerzen.

Kurz nach der Eröffnung kam eine Patientin – Andrea – in die Praxis der Wurns. Sie litt seit 7 Jahren an großen Schmerzen und Funktionsstörungen im Unterleib und fand, dass die Probleme mit der Zeit nur noch schlimmer wurden. Belinda und Lawrence behandelten sie so gut sie konnten. Dann geschah etwas, was die Arbeit des Paares stark verändern sollte. Andrea wurde auf natürlichem Weg schwanger, obwohl bei ihr zuvor beidseitig geschlossene Eileiter konstatiert worden waren. Die Behandlung hatte also nicht nur die Symptome von Andrea verbessert. Sie hatte sehr wahrscheinlich auch mindestens einen ihrer Eileiter geöffnet (Wurn et al. 2011).

4.1 · Warum stellt Narbengewebe ein Problem für die Fruchtbarkeit dar?

57   **4**

Frauen mit Fertilitätsproblemen aufgrund von Narbengewebe in der Beckenregion wurden danach die primäre Patientengruppe der Wurns.

4.1 Warum stellt Narbengewebe ein Problem für die Fruchtbarkeit dar?

Es ist allgemein bekannt, dass Narbengewebe im Unterleib der Frau Fruchtbarkeitsstörungen verursachen kann. Wenn Gewebe beschädigt wird, bildet das Immunsystem schnell kollagene Fasern rund um eine Wunde. Diese wirken wie Leim, der das Gewebe wieder zusammenklebt, sodass die Wunde (innerlich wie äußerlich) geschlossen und die Blutung gestoppt wird.

Ist der Schaden eine bakterielle Infektion oder eine Entzündung, funktioniert das kollagene Gewebe wie ein Schutzschild, der die Infektion isoliert, sodass sie sich nicht auf das umliegende Gewebe ausbreiten kann. Leider verschwindet diese Barriere – also das Narbengewebe – nicht von selbst, wenn die Läsion geheilt ist. Eine Infektion wird deswegen immer einen Film aus starken kollagenen Fasern auf der Innenseite des Gewebes hinterlassen. Das, was die Infektion isoliert und die Kommunikation mit dem umliegenden Gewebe effektiv verhindert hat, blockiert jetzt aber die Blutzirkulation und verklebt die angrenzenden Gewebsflächen. Dadurch wird der Transport von Hormonen, Sauerstoff und Nährstoffen wie auch der Abtransport von Abfallstoffen erschwert (Rice et al. 2015).

Wenn sich die Entzündung bzw. Infektion beispielsweise im Eileiter befunden hat, ist das Narbengewebe oft die Ursache dafür, dass die kleinen Zilien auf der Innenseite der Eileiter steif, unbeweglich und verklebt sind und es darum schwierig wird, die Eizelle zur Gebärmutter zu befördern. Das könnte bedeuten, dass die Frau nicht auf natürlichem Wege schwanger werden kann oder dass ein erhöhtes Risiko besteht, dass sich die befruchtete Eizelle am Eileiter festsetzt. Sie riskiert also eine Schwangerschaft außerhalb der Gebärmutter (Rice et al. 2015; Wurn und Wurn 2011; Wurn et al. 2006, 2008). Wir sehen oft, dass sich eine Eizelle in dem leicht klebrigen Narbengewebe festsetzt. Das kann auch bei einer Befruchtung durch eine IVF-Behandlung geschehen, so wie es bei meiner ersten Kinderwunschpatientin der Fall war, obwohl die Eizelle bei einer IVF gar nicht durch die Eileiter wandern muss. Bei einer IVF-Behandlung werden die Eizellen von einem Arzt aus dem Eierstock entnommen und nach der Befruchtung im Reagenzglas in die Gebärmutter wieder eingeführt.

Auch Narbengewebe, welches nicht von einer Entzündung stammt, sondern von einem Trauma oder einer Operation, kann Fortpflanzungsstörungen verursachen. Es ist wichtig, dass die

4

Organe im Unterleib der Frau vollständig glatt und geschmeidig sind und sich im Becken frei bewegen können, um ihre Funktionen richtig erfüllen zu können. Die Gebärmutter liegt quer über der Blase (◘ Abb. 4.1), welche mehrmals täglich gefüllt und geleert wird. Da die Blase ungefähr ½ Liter Flüssigkeit fassen kann, erfordert es eine gewisse Beweglichkeit der Fortpflanzungsorgane, um Platz für die täglichen Erweiterungen und Entleerungen zu schaffen.

Eileiter, Eierstöcke, Nervengewebe, Gefäße und nicht zuletzt das Bindegewebe müssen den Bewegungen der Blase und damit auch denen der Gebärmutter folgen, ohne Druck, Zug oder Irritationen in das Gewebe zu bringen.

In den Tagen vor der Menstruation richtet sich die Gebärmutter auf und wächst durch die Dicke des Endometriums auf ungefähr die dreifache Größe an. Während der Menstruation zieht

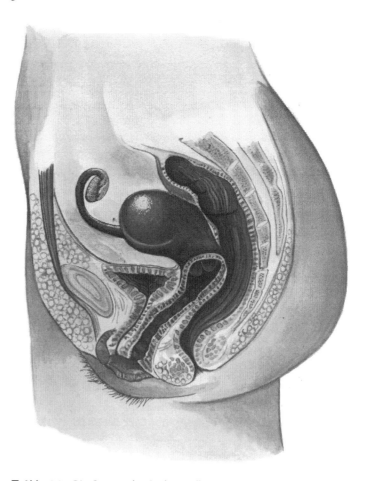

◘ **Abb. 4.1**   Die Organe des Beckens, alle Organe des Unterleibs – Blase, Fortpflanzungsorgane und Darm – müssen sich frei und unabhängig voneinander bewegen können

4.1 · Warum stellt Narbengewebe ein Problem für die Fruchtbarkeit dar?

59　4

sie sich wieder zusammen, stößt die Schleimhaut aus, legt sich über die Blase und hat wieder die Größe einer kleinen Birne von 70–100 Gramm. Darüber arbeitet der Darm und an beiden Seiten liegen die Iliopsoas-Muskeln, die sich im Takt mit den aktiven Bewegungen im Körper strecken und zusammenziehen. Allein schon das Atmen führt zu konstanten Bewegungen im Unterleib. Aber all diese Bewegungen, welche ständig wechselnde Druckunterschiede im Becken verursachen, fördern auch den Transport von Sauerstoff, Hormonen und Nährstoffen und sorgen für den Abtransport von Abfallstoffen durch das Lymphsystem.

Man kann sich die Eierstöcke und die Gebärmutter wie kleine Schwämme vorstellen: Wenn man sie zusammendrückt, werden die Abfallstoffe ausgepresst, beim Loslassen erweitert sich das Gewebe wieder und neue Nährstoffe werden eingesaugt. Ohne Bewegung und Druckveränderung funktionieren unsere Fortpflanzungsorgane nicht. Narbengewebe nach Traumata und Operationen im Unterleib verursacht Verwachsungen und Verhärtungen zwischen den verschiedenen Schichten. Die freie Beweglichkeit wird blockiert.

Frauen mit Narben im Unterleib haben oft Regelschmerzen. Das Narbengewebe selbst hat keine Schmerzrezeptoren und ist deswegen nicht schmerzempfindlich. Es ist aber sehr stark und kann kräftig am umliegenden Gewebe ziehen, welches mit sehr vielen Rezeptoren ausgestattet ist. So können Frauen z. B. Schmerzen bekommen, wenn sich die Gebärmutter nach dem Eisprung erweitert und während der Menstruation wieder zusammenzieht. Sie können Blasenfunktionsstörungen bekommen, oft den Drang fühlen, Wasser lassen zu müssen, weil sich die Blase nicht so frei bewegen und ausweiten kann wie vorher. Darmstörungen wie Verstopfungen oder Blähungen können ebenfalls vorkommen. Hier hat sich das Narbengewebe bis zum Darm ausgebreitet oder es kommt vom Darm. Verwachsungen im Narbengewebe können außerdem Schmerzen und eingeschränkte Beweglichkeit im Lendenbereich, Becken oder in den Hüften verursachen.

Da unsere Fortpflanzungsorgane, genau wie alle anderen inneren Organe, vom vegetativen Nervensystem versorgt werden und dieses nicht mit unserem Bewusstsein verbunden ist, können wir Störungen in den Organen nur selten direkt spüren. Wir können aber die Symptome des umliegenden Gewebes (Muskeln, Faszien, Sehnen, Bindegewebe usw.) und eventuelle Funktionsstörungen registrieren. Man nimmt an, dass Veränderungen in den Organen Reflexe im Nervensystem aktivieren, sodass sich die Muskeln, die von derselben Segmentierung der Wirbelsäule versorgt werden, anspannen („protective tensions"). Man nennt diese Reflexe viszerovertebrale Reflexe oder vertebroviszerale Reflexe, wenn es umgekehrt Veränderungen in der somatischen Muskulatur gibt, die die Organe beeinflussen (◘ Abb. 4.2).

4

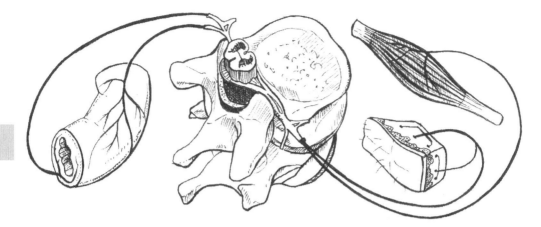

◘ **Abb. 4.2**   Vertebroviszerale Reflexe: Organe, Muskeln und Haut, die von Nerven aus dem gleichen Segment der Wirbelsäule innerviert sind, beeinflussen sich gegenseitig

Als Physiotherapeuten arbeiten wir mit der Entspannung verschiedener Muskeln, um eine entspannende Wirkung auf die Organe zu erreichen. So lockern wir z. B. den Gracilis-Muskel (► Abb. 3.15), um den Gebärmutterhals zu entspannen (Binder et al. 2009; Mojzisova 1990).

4.2   Die Forschung von Belinda und Lawrence Wurn

Um mehr darüber zu erfahren, wie effektiv ihre Methode ist und bei welchen Typen weiblicher Infertilität die höchste Erfolgsrate zu erwarten ist, begann das Ehepaar Wurn mit einer Reihe kleinerer Forschungsprojekte mit verschiedenen Versuchsaufstellungen.

Im Jahr 2004 publizierten sie den Artikel „Treating Female Infertility and Improving IVF Pregnancy Rates with Manual Physical Therapy Technique" (deutsch: „Behandlung weiblicher Unfruchtbarkeit und Verbesserung der IVF-Schwangerschaftsraten mit Techniken manueller Physiotherapie"). An dieser Studie nahmen 53 infertile Frauen im Alter von 25 bis 44 Jahren teil – alle mit diagnostiziertem Narbengewebe in der Bauch-Becken-Region. Die Teilnehmerinnen verteilten sich auf zwei Gruppen. Die eine Gruppe mit 17 Teilnehmerinnen wünschte sich, natürlich schwanger zu werden, und wurde deshalb nur mit der Wurn-Methode behandelt. Die andere Gruppe mit 36 Teilnehmerinnen bekam zusätzlich zur Wurn-Methode eine IVF-Behandlung. In der Gruppe mit den natürlichen Schwangerschaften waren 14 für einen Follow-up-Kontakt zugänglich. Hiervon wurden 10 innerhalb eines Jahres nach der Behandlung schwanger, also 71,4 %. In der Gruppe mit den IVF-Behandlungen waren 25 zu einem Follow-up bereit, wovon 22 innerhalb von 15 Monaten nach der manuellen Behandlung schwanger wurden. Diese Frauen bekamen insgesamt 33 IVF-Versuche (Wurn et al. 2004).

Im Jahr 2006 publizierten die Wurns den Artikel „Treating Hydrosalpinx with a Manual Pelvic Physical Therapy" (deutsch: „Die Behandlung von Hydrosalpinx mittels manueller Becken-Physiotherapie"). 2008 erschien der Artikel „Treating Fallupian Tube Occlusion with a Manual Pelvic Physical Therapy" (deutsch: „Die Behandlung von Eileiterverschluss mittels einer manuellen Becken-Physiotherapie"). Beide Studien beschreiben, wie Physiotherapie zur Öffnung verschlossener Eileiter angewendet werden kann. An der zuletzt genannten Studie nahmen 28 infertile Frauen mit der Diagnose beidseitig verschlossener Eileiter teil. Die Frauen wurden mit etwa 20 Stunden individueller und manueller Physiotherapie nach der Wurn-Methode behandelt. Spätere Kontrolluntersuchungen zeigten, dass 17 der Frauen mindestens einen geöffneten Eileiter hatten und 9 dieser Frauen auf natürlichem Wege schwanger wurden (Wurn et al. 2008).

> Unter Hydrosalpinx versteht man einen durch Ansammlung seröser Flüssigkeit verklebten Eileiter.

Lawrence und Belinda Wurn nahmen anfangs keine Patientinnen mit medizinischen/hormonellen Leiden wie beispielsweise dem polyzystischen Ovar-Syndrom (PCOS) oder erhöhtem follikelstimulierenden Hormon (FSH) in Behandlung. Sie boten Behandlungen für mechanische Blockierungen im Unterleib an, aber sie machten sich keine Hoffnungen, auch medizinische/hormonelle Fertilitätsstörungen behandeln zu können. Durch einen Zufall entdeckten sie 2003 einen Zusammenhang zwischen physiotherapeutischen Behandlungen und den Hormonwerten von Frauen. Deshalb führten sie eine kleine Pilot-Studie mit nur 16 Frauen durch, die sowohl Narbengewebe als auch ein erhöhtes FSH-Niveau hatten (alle mit einem FSH über 10 IU/ml). Die Frauen hatten ein Durchschnittsalter von 39,3 Jahren. Nach einem Behandlungsverlauf mit der Wurn-Methode waren die FSH-Werte bei 15 von 16 Frauen gefallen, 6 von diesen Frauen wurden trotz ihres hohen Alters natürlich schwanger (Wurn und Wurn 2011).

> FSH (follikelstimulierendes Hormon) ist ein Hormon, das in der Hypophyse produziert wird, um die Eibläschen (Follikel) zu stimulieren, die in den Ovarien zur Reifung kommen sollen. Wenn die Menge an Eizellen in den Ovarien sinkt, erhöht die Hypophyse die Produktion von FSH. Zusammen mit anderen Proben können die FSH-Werte daher verwendet werden, um zu bestimmen, wie hoch die Eizellreserve der Frau ist.

Die Studie bestätigte die Vermutung, dass Narbengewebe in den und um die reproduktiven Organe der Frau herum die Hormonproduktion stören kann und dass dieser Zustand reversibel ist, dass sie also durch eine Narbengewebsbehandlung wieder in Balance gebracht werden kann.

Zum Zeitpunkt ihres jüngsten veröffentlichten Artikels „Ten Year Retrospective Study on the Efficacy of a Manual Physical Therapy to Treat Female Infertility" (Rice et al. 2015; deutsch: „Restrospektive Zehn-Jahres-Studie zur Wirksamkeit manueller Physiotherapie bei der Behandlung weiblicher Fertilität") von 2015 hatten die Wurns insgesamt 250 Frauen mit erhöhtem FSH-Niveau, also einem Niveau von 10 IU/ml oder höher am 2.–5. Tag des Zyklus, behandelt (s. Übersicht unten). Von den 122 Frauen,

4

die für den Follow-up-Kontakt zugänglich waren, zeigten 60 (49,18 %) nach der Behandlung eine Verbesserung ihrer FSH-Werte, 48 (39,34 %) wurden schwanger, 43 davon auf natürlichem Wege. Die Werte der anderen Frauen konnten leider nicht eingeholt werden, was daran lag, dass die Frauen in dieser Studie selbst die Klinik bzw. ihren Hausarzt kontaktieren sollten, damit ihre FSH-Werte gemessen werden konnten (Rice et al. 2015).

Generell zeigen die Studien der Wurns, dass die Behandlung mit der Wurn-Methode die Schwangerschaftschancen für infertile Frauen, die Narbengewebe in der Beckenregion aufgrund von Traumata, Operationen oder Infektionen haben, verdreifachen kann – natürlich mit variierender Erfolgsquote je nach Alter, Gewicht, Lebensstil und übrigen Diagnosen der Frau.

FSH-Werte: Bedeutung für die Fertilitätsbehandlung	
<7 IU/ml	Optimal
<10 IU/ml	Oft gute Reaktionen bei einer Stimulation der Eierstöcke
10–15 IU/ml	Schlechte Reaktion: Es kann Probleme bei der Stimulation der Eierstöcke geben
>15 IU/ml	Schwangerschaft mit eigenen Eizellen ist selten möglich
>25 IU/ml	Die Eierstöcke sind nicht mehr fähig, Eizellen zu produzieren (Eine Schwangerschaft ist daher nicht möglich)

Ein FSH-Wert von 10–15 IU/ml zeigt an, dass es schwierig sein kann, die Eierstöcke für eine gute Eizellproduktion zu stimulieren. Bei einem FSH von über 15 wird eine Schwangerschaft und Geburt nach einer Fertilitätsbehandlung mit den eigenen Eizellen der Frau selten erreicht. Eine Eizellspende könnte notwendig sein.

4.3   Behandlung von Narbengewebe

Die Mediziner, meistens die einzigen Therapeuten, die infertile Paare bzw. Frauen im Gesundheitswesen treffen, kennen das Problem mit dem Narbengewebe. Sie haben jedoch kein Behandlungsangebot für sie. Es gibt keine Medizin, die das Narbengewebe entfernt. Eine erneute Operation wird über längere Sicht nur noch mehr Narbengewebe erzeugen. Deswegen wird der Arzt die Reagenzglasbehandlung anbieten. Das kann eine gute Lösung sein, wenn das Narbengewebe im Eileiter sitzt. Die Frau ist ja immer noch in der Lage, selbst gute Eizellen zu produzieren, hat aber Schwierigkeiten, die Eizelle durch die Eileiter zu transportieren. Befindet sich das Narbengewebe jedoch, wie z. B. bei Frauen, die vorher mit einem Kaiserschnitt entbunden haben, in der Gebärmutter, ist die IVF-Behandlung nicht immer erfolgreich. Die Eizelle nistet sich oft gerade im Narbengewebe ein und hier ist das Endometrium schlecht durchblutet. Die Frau wird entweder nicht schwanger oder sie wird schwanger, verliert aber das Kind innerhalb der ersten 2–6 Wochen wieder. Diese Frauen profitieren oft sehr von physiotherapeutischer Narbenbehandlung, insbesondere wenn die manuelle Therapie mit den mobilisierenden Übungen von Mojzisova kombiniert wird.

Das Ehepaar Wurn bietet leider keine Kurse in der Wurn-Methode an. Es gibt aber in den USA und England ungefähr 20 sogenannte „Clear-Passage-Kliniken", in denen speziell ausgebildete Therapeuten nach dieser Methode arbeiten. Lawrence und Belinda Wurn haben außerdem ausgezeichnetes Material über ihre Methode veröffentlicht und neben den bisher vorliegenden wissenschaftlichen Artikeln zusätzlich ein 635 Seiten starkes kostenfreies eBook publiziert, das man auf ihrer Homepage (▶ http://www.clearpassage.com) finden kann. Es enthält eine sehr ausführliche Beschreibung über die Arbeit der Wurns und den theoretischen Hintergrund ihrer Methode (Wurn und Wurn 2011).

Mit der physiotherapeutischen Behandlung von Narbengewebe machen alle Physiotherapeuten in Dänemark und wahrscheinlich auch in Deutschland schon während ihrer Grundausbildung Bekanntschaft. Darüber hinaus haben sich viele Physiotherapeuten in den letzten Jahren in manueller Bindegewebsmassage weitergebildet und sind dadurch absolut kompetent, Narbengewebe zu behandeln. Dabei geht es darum, das Gewebe zu mobilisieren und die verschiedenen Schichten voneinander zu lösen, sodass die Organe ihre Beweglichkeit wiedererlangen und die Blutzirkulation und Nervenverbindungen wieder ungehindert funktionieren können. Physiotherapeuten verwenden verschiedene Griffe, je nachdem ob wir es mit Organen, Muskelgewebe, Bindegewebe, Nervengewebe, Sehnen oder Haut zu tun haben. Die Patienten werden, abhängig davon, mit welchen Schichten und in welche Richtungen das Gewebe mobilisiert werden soll, in verschiedene Positionen gebracht. In der Fertilitätsbehandlung arbeiten wir mit tiefen und darum auch harten Griffen, die für die Patientinnen etwas unangenehm sein können. Dies ist aber nötig, um die tieferen Schichten erreichen zu können. Diese Griffe werden mit weicheren, an der Oberfläche angewandten Techniken kombiniert, um das Nervensystem zu beruhigen und die Patientinnen (wieder) zu entspannen, bevor die Behandlung abgeschlossen wird.

In den letzten Jahren wurde in der Physiotherapie auch der Behandlung von Fasziengewebe große Aufmerksamkeit geschenkt. Faszien sind eine Art von Membranen, die die Muskeln und Organe umschließen. Wir kennen sie von der Zubereitung unseres Essens. Es ist die weiße Membran um das Fleisch, die wir entfernen, wenn wir das Fleisch vor der Zubereitung filetieren. Man

4

kann auch sagen, dass Faszien ähnlich den Membranen sind, die die Apfelsine in Stücke einteilen. Neuere Forschungen haben gezeigt, dass Faszien kontraktierbare Fasern enthalten, Fasern also, die sich durch Impulse des autonomen Nervensystems zusammenziehen können. Ein zu strammes Fasziengewebe kann beim Patienten Haltungs- und funktionelle Probleme verursachen. Der Haltung kann also die Symmetrie und das Gleichgewicht fehlen. Muskeln und Organe können in ihren Funktionen beeinträchtigt werden, weil das stramme, verhärtete Fasziengewebe unzweckmäßigen Druck oder Zug ausübt (Myers und Earls 2017).

Im Jahr 2011 publizierten Shin und Bordeaux einen Review (also einen Überblicksartikel) über den Forschungsstand der Wirkung von manueller Therapie als Methode zur Behandlung von Narbengewebe. Der Artikel führt 10 Studien und insgesamt 144 Patientenverläufe zusammen. Die Resultate zeigen, dass manuelle Behandlungen von Narbengewebe einen sehr positiven Effekt auf Operationsnarben haben, was Parameter wie Schmerzen, Beweglichkeit, Farbe, Dicke und Durchblutung des Gewebes betrifft. 90 % (27 von 30) der Patienten mit Operationsnarben erlebten eine markante Verbesserung bei einem oder mehreren dieser Parameter. Darüber hinaus scheint eine manuelle Narbengewebsbehandlung auch einen positiven Effekt auf das psychische Wohlbefinden der Patienten zu haben. Die Autoren schlussfolgern aber vor allem, dass es mehr Forschung zum Thema bedarf, da die bisherigen Studien sehr klein sind (Shin und Bordeaux 2012).

4.4 Die Wurn-Methode im modernen Kontext

Mit der Zeit hat das Ehepaar Wurn Daten von mehr als 1392 Behandlungsverläufen mit unfruchtbaren Frauen gesammelt. Details über Teilnehmerinnen, Methoden und Erfolgsraten können im Artikel „Ten Year Retrospective Study on the Efficacy of a Manual Physical Therapy to Treat Female Infertility" (Rice et al. 2015; deutsch: „Retrospektive 10-Jahres-Studie zur Wirksamkeit von manueller Physiotherapie zur Behandlung weiblicher Infertilität") nachgelesen werden, der 2015 in verschiedenen internationalen medizinischen Zeitschriften veröffentlicht wurde. Der Artikel ist auf ▶ http://www.pubfacts.com und auf Wurns eigener Homepage (▶ http://www.clearpassage.com) zu finden. Insgesamt zeigen die Resultate, dass verschiedene Gruppen von unfruchtbaren Frauen mit Narbengewebe oder Verdacht auf Narbengewebe ihre Chancen, schwanger zu werden, mit der Wurn-Methode signifikant verbessern konnten. Die höchste Erfolgsrate hatten Frauen mit geschlossenen Eileitern. Aber auch in den Gruppen von Frauen mit PCOS, Endometriose und erhöhten FSH-Werten gab es sehr gute Resultate. Paare, die an der ART-Behandlung teilnahmen, konnten durch die Behandlung mit der Wurn-Methode vor dem

Embryotransfer ihre Chancen auf eine Schwangerschaft um 50 % steigern, wenn sie Narbengewebe im Unterleib oder Beckenbereich hatten (Rice et al. 2015).

Man sollte immer skeptisch sein, wenn Therapeuten die Resultate von Studien veröffentlichen, die sie in ihren eigenen Kliniken durchgeführt haben. Auch hier sieht es nicht so aus, als wären die Wurn-Studien irgendeiner Form von Kontrolle unterzogen worden. Aber es gibt in den anatomischen und physiologischen Erklärungsmodellen der Wurns gute Argumente für eine Fertilitätsbehandlung nach ihrer Methode. Die Studien sind sehr gut beschrieben und in von Experten begutachteten („peer-reviewed") Zeitschriften publiziert worden, wodurch in der Wissenschaft normalerweise Qualität gesichert wird.

Als Physiotherapeutin kenne ich die Probleme, die durch Narbengewebe nach Operationen, Traumata oder Infektionen im Körper entstehen können, sehr gut. Es wäre merkwürdig, wenn Narbengewebe nicht auch in den Fortpflanzungsorganen funktionelle Störungen hervorrufen könnte. Vor allem Frauen, die mit einem Kaiserschnitt entbunden haben, sind oft von sekundärer Unfruchtbarkeit betroffen. Sie haben oft viele misslungene medizinische Behandlungen hinter sich, ohne jemals das Angebot für eine Behandlung ihres Narbengewebes bekommen zu haben.

In den Jahren 2010 und 2016 haben ich und meine Kollegen in unserer Praxis „Sund Fertilitet" das Narbengewebe im Unterleib von 38 unfruchtbaren Frauen behandelt, welches sich nach Operationen, Traumata oder Infektionen entwickelt hatte. Diese Frauen hatten ein Durchschnittsalter von 37,7 Jahren (30–47 Jahre). Die meisten hatten mehrere fehlgeschlagene ART-Versuche hinter sich. Von diesen Frauen wurden 28 schwanger (73,7 %), davon 11 natürlich, 6 durch Insemination und 11 mit Hilfe von IVF/ICSI (eine Frau aus der IVF-Gruppe hatte leider eine Fehlgeburt in der 13. SSW). Mit dieser Patientengruppe hatten wir bei „Sund Fertilitet" in diesem Zeitraum die höchste Erfolgsrate. Bei uns wird die manuelle Behandlung des Narbengewebes immer mit Lasertherapie kombiniert.

Genauso wie das Ehepaar Wurn erleben wir in „Sund Fertilitet", dass die physiotherapeutische Behandlung einen Einfluss auf das weibliche Hormonsystem haben kann. Der FSH-Wert beginnt zu fallen, das Anti-Müller-Hormon (AMH) fängt an zu steigen und Frauen mit PCO bekommen regelmäßig ihre Menstruation und werden nach der Behandlung mit Physiotherapie, eventuell in Kombination mit einer Ernährungsumstellung, öfter natürlich schwanger. Wir wissen nicht ganz genau, warum und wie die Physiotherapie die weibliche Hormonbalance ändert, aber wir vermuten, dass es auf die erhöhte Vaskularisierung (Durchblutung) und die dadurch verbesserte Kommunikation zwischen der Hypophyse, dem Hypothalamus, dem Nervensystem und den Fortpflanzungsorganen zurückzuführen

AMH (Anti-Müller-Hormon) ist ein Hormon, das in den Follikeln (Eibläschen) in den Eierstöcken produziert wird. Niedrige AMH-Werte zeigen an, dass die Eizellreserve niedrig ist. Die Frau hat also nur wenige oder keine Eizellen in den Eierstöcken.

4

ist. Vielleicht wirken unsere Behandlungen auch positiv auf das Stressniveau dieser Patientinnengruppe und erhöhen dadurch ihre Schwangerschaftschancen.

4.5   Selbstbehandlung von Narbengewebe

In diesem Abschnitt bekommen Sie Instruktionen, wie Sie Ihre Narben selbst behandeln können. Anweisungen zur Selbstbehandlung sind ein wichtiger Teil der Therapie meiner Patientinnen. Es ist verhältnismäßig einfach, Narbengewebe zu behandeln. Man kann nichts falsch machen, solange man nicht die eigene Schmerzgrenze überschreitet. Wenn eine Übung wehtut, dann lockern Sie den Griff, bis der Schmerz nachlässt und Sie wieder entspannt durchatmen können. Fahren Sie mit einem weicheren Griff fort. Es könnte sein, dass Sie an den Tagen Ihrer Menstruation oder des Eisprungs sensibler sind als an anderen Tagen. Passen Sie auch hier Ihren Griff der Schmerzgrenze an. Es sollte eine Tiefenmassage sein, man sollte sie spüren können, auch gerne nachfolgend, es darf aber nicht wirklich wehtun. Führen Sie die Massage darum auch nicht durch, wenn Sie schmerzstillende Medikamente oder andere Stimulanzien eingenommen haben. Denken Sie daran: Schmerzstillende Medikamente sind möglichst gar nicht oder nur sehr begrenzt einzunehmen, wenn man den Wunsch hat, schwanger zu werden. Sowohl NSAID-Präparate (nichtsteroidale Antirheumatika) als auch Paracetamol stehen im Verdacht, einen negativen Einfluss auf die weibliche und männliche Fertilität zu haben (Gaytan et al. 2006; Kristensen et al. 2018; Skomsvoll et al. 2005).

Anmerkung: Diese Selbstbehandlung ist für infertile Frauen gedacht, die gerne schwanger werden möchten. Sie sollten dieser Anweisung **nicht** folgen, wenn Sie vor weniger als 4 Monaten mit einem Kaiserschnitt entbunden haben oder eine Spirale in der Gebärmutter tragen. Es gibt spezielle Selbstbehandlungsprogramme für Kaiserschnitt-Patientinnen. Diese sind zu empfehlen, wenn Sie gerade entbunden haben. Sie ähneln sicherlich diesem Programm, aber hier sind die Griffe etwas härter und etwas tiefer. Das ist notwendig, wenn man mit „alten" Narben arbeitet, aber nicht zu empfehlen, wenn die Narben weniger als 3–4 Monate alt sind. Wenn Sie kurz vor einer IVF/ICSI-Behandlung stehen, würde ich empfehlen, nur die weicheren und oberflächlichen Griffe in den Wochen anzuwenden, in denen Sie mit Hormonen stimuliert werden.

Wenn Sie sich bei diesen Selbstbehandlungstechniken unsicher fühlen, wenden Sie sich an einen Physiotherapeuten oder einen Osteopathen. Sie sind es gewohnt, mit Narbengewebe zu arbeiten. Sie werden Ihnen mit diesen Griffen helfen können und die Behandlung eventuell mit anderen Griffen, die für Ihr Narbengewebe effektiv sind, ergänzen. Denken Sie daran, dass es nie gefährlich ist, alte Narben zu massieren. Es kann aber Probleme geben, wenn Sie es nicht tun. Massieren Sie so leicht, dass Sie sich sicher fühlen und gerne am Anfang in bekleidetem Zustand. Es können sehr überwältigende Gefühle in einer Narbe stecken. Diese lassen sich am besten behutsam und fürsorglich lösen.

Umgekehrt ist eine Narbe niemals zu alt, um behandelt zu werden. Selbst bei einer Narbe, die älter als 20 Jahre ist, kann man mit dieser Behandlung eine Verbesserung der Symptomatik erwarten.

Bevor Sie anfangen:

- Sorgen Sie für eine angenehme Zimmertemperatur, sodass Sie nicht frieren, wenn Sie mit nacktem Bauch liegen.
- Wärmen Sie eventuell Ihre Hände auf und sorgen Sie für kurze Fingernägel.
- Entleeren Sie die Blase und eventuell den Darm, bevor Sie beginnen.
- Legen Sie sich bequem hin. Benutzen Sie gerne das Bett vor dem Schlafengehen oder eine Matte/Decke im Wohnzimmer – Hauptsache, es ist bequem für Sie.
- Legen Sie ein großes Kissen unter die Knie und auch gerne ein kleines unter den Kopf.

Möchten Sie mit einer Ölmassage abschließen, sorgen Sie dafür, dass das Öl bereitsteht. Ich bevorzuge ökologisches Mandelöl, aber auch Olivenöl aus der Küche kann man verwenden.

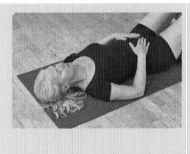

1.
Legen Sie sich mit Hilfe eines großen Kissens oder einer Rolle unter dem Knie bequem hin. Beginnen Sie die Selbstbehandlung mit einem tiefen Atemzug. Legen Sie gerne Ihre warmen Hände auf Ihren Unterleib. Sie können sie auch auf die Kleidung legen. Spüren Sie, wie die Atmung Bewegung unter Ihren Händen erzeugt.

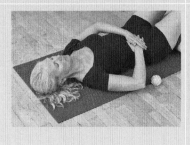

2.
Mit großen ruhigen, zirkulierenden Bewegungen massieren Sie nun im Uhrzeigersinn mit der ganzen Handfläche um den Bauchnabel herum. Dies soll sich sanft, angenehm und beruhigend anfühlen. Gerne noch immer über der Kleidung. Circa 8–10 Kreise.

4

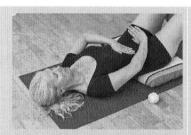

3.
Danach massieren Sie mit ruhigen Strichen vom Schambein hoch zum Nabel. 6- bis 8-mal wiederholen.

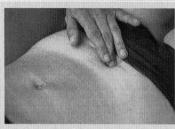

4.
Nun gehen Sie mit den Händen auf die nackte Haut. Fühlen Sie Ihre Narbe. Können Sie diese ohne zu sehen ertasten? Wie fühlt sich das an? Gibt es Empfindungsstörungen? Ist das Gewebe hart und stramm? Gibt es eine erhöhte Empfindlichkeit oder sogar Schmerzen? Gibt es einen Unterschied zwischen der linken und der rechten Seite? Ist es für Sie in Ordnung, sie anzufassen? Untersuchen Sie einfach nur.

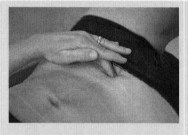

Nun setzen Sie einen spitzen Finger dort, wo Sie Ihre Narbe spüren, tiefer hinein und machen „punktuelle Friktionen". Das heißt, dass Sie den Finger in kleinen Bewegungen so tief im Gewebe kreisen lassen, wie Sie möchten. Denken Sie daran, dass es spürbar, aber nicht schmerzhaft sein darf. Nach 3–4 Kreisen versetzen Sie den Finger etwas und massieren dort wieder mit 3–4 Kreisen. Wiederholen Sie diese punktuellen Friktionen, bis Sie über die gesamte Narbe gewandert sind.

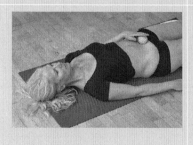

Wenn es Ihnen anfangs schwerfällt, Ihre Narbe direkt anzufassen, können Sie einen kleinen Massageball benutzen. Drücken Sie ihn tief in das Gewebe und bewegen ihn auf der Narbe in kreisenden Bewegungen. Die Übung kann auch über der Kleidung durchgeführt werden.

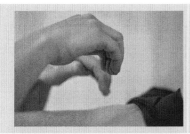

5.
Nun entfernen Sie das Kissen unter den Knien und beugen Ihre Beine so, dass beide Fußsohlen auf dem Boden sind. Nun formen Sie Ihre Hände so, dass die Finger jeweils einen Winkel oder einen Haken bilden.

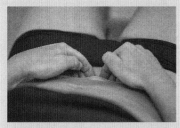

Den „Haken" setzen Sie unter die Narbe (also genau über dem Schambein, wenn Ihre Narbe in der Gebärmutter ist).

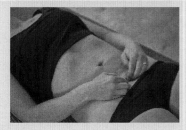

Nun ziehen Sie langsam hoch zum Nabel und halten den Griff dort, während Sie sich entspannen und tief atmen. Achten Sie darauf, dass Sie nicht auf der Haut herumgleiten. Das ist ein trockener Griff ohne Öl oder Creme.

   Sie können das natürlich über Ihrer Kleidung machen. Dann sollte diese aber aus Baumwolle sein – nicht aus Seide, Viskose oder anderen glatten Materialien.

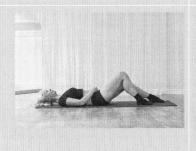

Während Sie den Griff immer noch unter der Narbe halten, strecken Sie den einen Fuß langsam gleitend aus, bis das Bein ganz auf dem Boden liegt. Entspannen Sie einen Augenblick, atmen Sie ruhig, bewegen Sie dann das Bein zurück zur Ausgangsposition. Wiederholen Sie dies 2- bis 3-mal mit demselben Bein. Danach lösen Sie den Griff. Spüren Sie nach, wie sich das anfühlt. Dann wiederholen Sie den Vorgang 2- bis 3-mal mit dem anderen Bein.

4

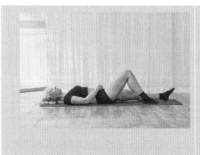

Sie merken sicherlich eine Dehnung im Bereich der Harnröhre und der Scheidenöffnung. Das ist gut. Einige werden auch eine Dehnung in der Hüfte oder in den Beinen spüren. Das ist auch gut. Es bedeutet, dass Sie diesen Griff gut ausführen und dass Sie die Behandlung benötigen.

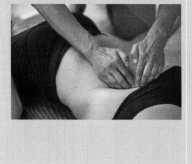

6.
Nun setzen Sie den Haken etwas diagonal nach rechts. Sie liegen immer noch mit beiden Beinen gebeugt und mit den Fußsohlen auf dem Boden. Sie können eventuell die Grenze Ihrer Schambehaarung oder den Rand der Unterhosen spüren – immer noch unter der Narbe, aber nicht an den Leisten. Sie dürfen nie in Ihre Leiste drücken! Hier liegen viele Gefäße und Venen, die nicht gedrückt werden wollen. Ziehen Sie wieder langsam hoch zum Nabel. Sanft und ruhig mit tiefer Atmung und ohne auf der Haut zu gleiten.

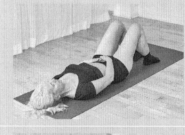

Während Sie den Griff immer noch auf der rechten oder linken Seite Ihrer Blase und Gebärmutter halten, lassen Sie das rechte (bzw. linke) Bein langsam zur Seite fallen. Wenn das etwas wehtut, machen Sie nur eine kleine Bewegung zur Seite.

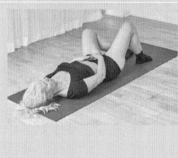

Wenn es nicht wehtut, lassen Sie das Bein einfach weiter zum Boden bzw. zur Matte sinken. Dann ziehen Sie das Bein langsam wieder nach oben. Wiederholen Sie die Übung 3- bis 5-mal. Dann lösen Sie den Griff und spüren nach, wie es sich anfühlt. Wiederholen Sie den ganzen Übungsteil 6 auf der anderen Seite.

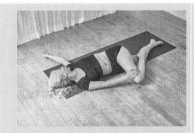

Wenn Sie Lust haben, können Sie nun einige diagonale Dehnungen machen, bevor Sie mit der Massage fortfahren.

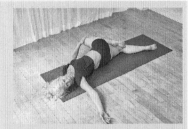

Atmen Sie 2- bis 3-mal tief durch, bevor Sie zur anderen Seite wechseln.
Dann legen Sie das Kissen wieder unter die Knie und lassen die Beine auf diesem ruhen.

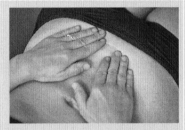

7.
Diese Übung ist gut, wenn Sie sichtbare Narben auf der Haut haben.
   Legen Sie die Fingerspitze der einen Hand genau unter die Narbe und die Fingerspitze der anderen Hand genau über die Narbe.

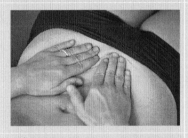

Dann ziehen Sie die Hand unterhalb der Narbe nach oben und schieben mit der oberen Hand nach unten. So werden Sie ein „S" mit Ihrer Narbe bilden. Halten Sie diese Dehnung für 30–40 Sekunden.

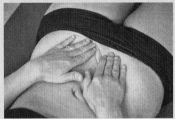

Wechseln Sie die Position der Hände und wiederholen Sie die Übung mit getauschten Händen. Wiederholen Sie dies 4- bis 6-mal.

4

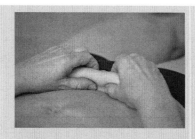

8.
Zum Schluss können Sie einige knetende Bewegungen (Petrissage) machen. Greifen Sie dazu das Gewebe um die Narbe mit Daumen und Zeige- und Mittelfinger beider Hände. Dann heben Sie die „Rolle" hoch und ziehen sanft daran.

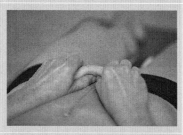

Sie können auch eine Bananenform bilden …

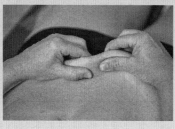

und/oder eine S-Form. Wenn Sie Lust haben, können Sie den Vorgang mit einer weichen oberflächlichen Ölmassage abschließen. Streichen Sie mit langen, ruhigen Bewegungen im Uhrzeigersinn und vom Schambein nach oben.

Literatur

Binder MD et al (2009) Encyclopedia of neuroscience. Springer, Berlin/Heidelberg

Gaytan M et al (2006) Non-steroid anti inflammation drug (NSAIDs) and ovulation: lessons from morphology. Histol Histopathol 21:541–556

Kristensen DM et al (2018) Ibuprofen alters human testicular physiology to produce a state of compensated hypogonadism. PNAS 115:E715–E724

Mojzisova L (1990) Children of your own: the Mojzis method. Richmond Bay, Boulder

Myers T, Earls J (2017) Fascial release for structural balance. North Atlantic Books, Berkeley

Rice A et al (2015) Ten-year retrospective study on the efficacy of a manual physical therapy to treat infertility. Altern Ther Health Med 21:36–43

Shin TM, Bordeaux JS (2012) The role of massage in scar management; a literature review. Dermatol Surg 38:414–423

Skomsvoll JF et al (2005) Reversible Infertilitet ved ikke-steroide anti inflammatoriske midler [Reversible infertility from non-steroidal anti-inflammatory drugs]. Tidsskr Nor Laegeforen 125:1474–1478

Wurn BF et al (2004) Treating female infertility and improving IVF pregnancy rates with manual physical therapy technique. MedGenMed 6:51

Literatur

Wurn LJ et al (2006) Treating hydrosalpinx with a manual pelvic physical therapy. http://www.clearpassage.com/site-resources/asrm-hydrosalpinx-poster.pdf. Zugegriffen am 23.10.2018

Wurn BF et al (2008) Treating fallopian tube occlusion with a manual pelvic physical therapy. Altern Ther Health Med 14:18–23

Wurn BF et al (2011) Overcome infertility and pain, naturally. Med-Art Press, Gainesville

Biostimulierende Lasertherapie (Tokyo 1995)

© Springer-Verlag GmbH Deutschland, ein Teil von Springer Nature 2019
A. M. Jensen, *Kinderwunsch – Wie Physiotherapie helfen kann*,
https://doi.org/10.1007/978-3-662-58277-0_5

5

Die internationale Bezeichnung für eine therapeutische Lasertherapie ist „Low Level Laser Therapy" – LLLT. LLLT zeichnet sich dadurch aus, dass mit sehr geringen Energiemengen gearbeitet wird, die nur geringe Temperatursteigerungen im behandelten Gewebe bewirken können. Anders als z. B. eine chirurgische Laserbehandlung kann LLLT deshalb das Gewebe nicht schädigen. Stattdessen wirkt sie stimulierend auf die Körperzellen. Diese bekommen durch das Licht mehr Energie und können darum ihre Funktionen besser ausführen. Der therapeutische Laser wird auch „biostimulierender Laser" oder „Cold Laser" genannt.

Einer der profiliertesten Lasertherapeuten unserer Zeit ist der japanische Arzt, plastische Chirurg und Forscher Dr. med. Toshio Ohshiro (geboren 1939 in Okinawa). Ohshiro wurde 1965 in der „Keio University School of Medicine" zum Arzt ausgebildet. 1975 gründete er „The Medical Laser Laboratory" und 1977 die „Ohshiro Clinic". Hier spezialisierte er sich darauf, Hautleiden, Narbengewebe, Beschwerden in den Wechseljahren sowie verschiedene Schmerzzustände mit sowohl chirurgischer als auch therapeutischer Lasertherapie („Low Level Laser Therapy" – LLLT) zu behandeln. Er war der Erste, der die fruchtbarkeitsfördernde Wirkung der Lasertherapie entdeckte und diesen Effekt durch die Sammlung einer großen Datenmenge dokumentierte.

Im Jahr 1995 behandelte Ohshiro eine Frau, die seit einigen Jahren in der Menopause war und daher keine Menstruation mehr hatte. Sie hatte sich wegen Schmerzen in der Beckenregion an ihn gewandt. Nach mehreren Behandlungen mit dem therapeutischen Laser verschwanden ihre Beckenschmerzen. Die Frau begann aber aus der Gebärmutter zu bluten. Ohshiro untersuchte sie sehr genau und beobachtete sie eine Woche, bis die Blutung aufhörte. Vier Wochen später begann sie wieder zu bluten. Ohshiro schloss daraus, dass sie aus der Menopause geholt worden war und nun wieder regelmäßig ihre Menstruation bekam. Das Gleiche wiederholte sich mit mehreren seiner Patientinnen, die sich bereits in den Wechseljahren befanden. Er dachte sich, wenn es diese Laserbehandlungen sind, die diesen Einfluss auf die weibliche Hormonbalance hatten, so könnten diese Behandlungen vielleicht auch Frauen helfen, die an Infertilität leiden (Ohshiro 2012a).

Die Fruchtbarkeit einer Frau fällt drastisch, sobald sie das Alter von 35 Jahren erreicht hat. Eine Faustregel besagt, dass eine Frau in den letzten 10 Jahren vor ihrer Menopause nicht mehr schwanger werden kann. Wenn sie überhaupt noch Eizellen im Eierstock hat, wird die Qualität dieser Eizellen mit hoher Wahrscheinlichkeit für eine Schwangerschaft zu gering sein. Die Menopause beginnt für Frauen in den westlichen Industrieländern durchschnittlich mit dem 51.–52. Lebensjahr. Die meisten Frauen können also mit eigenen Eizellen nicht mehr schwanger werden, nachdem sie die 42 überschritten haben. Einzelne Frauen gehen erst mit 55 oder 56 Jahren in die Menopause und können bis zu ihrem 45. oder 46. Lebensjahr fruchtbar sein, andere haben schon mit 30 Jahren eine geringe Eizellreserve und eine schlechte Eizellqualität (Pal und Santoro 2003; Speroff und Fritz 2005; ◘ Abb. 5.1).

5.1 Proximal Priority Laser Treatment (PPLT)

Ohshiro testete seine Behandlungstechnik an jüngeren Frauen mit Fertilitätsproblemen und beobachtete ihre Wirkung. Er nannte die Methode „Proximal Priority Laser Treatment" (PPLT). „Pro-

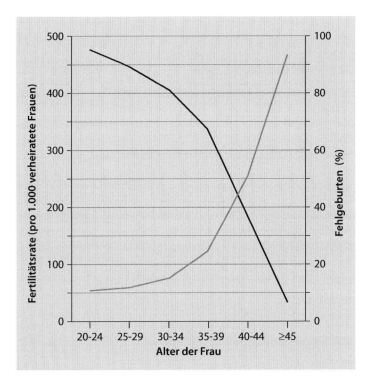

▣ Abb. 5.1 Aus dieser Grafik geht hervor, dass die weibliche Fertilität
bereits ab dem 25. Lebensjahr zu fallen beginnt und ab dem 35. Lebensjahr ganz markant sinkt. Umgekehrt proportional steigt das Risiko für
eine Fehlgeburt. (Nach Speroff und Fritz 2005)

ximal" bedeutet „näher zur Mitte". Er arbeitete also immer von
der Körpermitte aus in Richtung der Schädigung (in unserem
Fall sind das die reproduktiven Organe), um eine gute Blutzufuhr
und ungehinderte Nervenverbindung zu sichern. Dafür benutzte
er einen kleinen Punktlaser mit nur einer Diode und einer Ausgangsleistung von 60 mW. Er hatte beobachtet, dass die infertilen
Frauen sich oft kalt anfühlten. Sie hatten kalte Hände und Füße
und klagten oft über Verspannungen im Nacken- und Schulter-
bereich. Er nahm an, dass diese Symptome mit einer schlechten
Durchblutung zusammenhingen und wollte deswegen eine Behandlungsmethode entwickeln, die die Blutzirkulation verbesserte, damit sich Wärme im ganzen Körper der Frauen ausbreiten
konnte. Deswegen begann er eine Behandlung immer damit, die
Hals- und Nackenregion der Frau mit dem Laser zu stimulieren,
um die Blutzirkulation und den Lymphfluss zwischen Gehirn und
Herz zu verbessern. Der Hals und Nacken waren die Kernbereiche
in jedem von Ohshiros Behandlungsprotokollen. Danach stimulierte er die Nervenwurzeln entlang der Wirbelsäule mit dem Laser
und führte spezielle Mobilisierungs- und Entspannungstechniken
für den Nacken und Rücken durch. Erst dann richtete er den Laser

5

auf die Stelle der Schädigung, im Fall der Kinderwunschbehandlung also die Beckenregion und die Fortpflanzungsorgane. Die Frauen bekamen diese Behandlungen 1- bis 2-mal wöchentlich (Ohshiro 1991, 2005, 2012a, b).

Den Effekt dieser Behandlung untersuchte er unter anderem, indem er die Wärmeverteilung im Körper der Frauen vor und nach jeder Behandlung mit Hilfe eines Thermografen maß. Er untersuchte auch die FSH-Werte der Frauen, die Dicke der Gebärmutterschleimhaut, ihr Körpergewicht und ihre Körpertemperaturen. Sie wurden zudem gebeten, einen Fragebogen mit Fragen über selbst entdeckte Veränderungen auszufüllen, z. B. Fragen zu Verdauung, Schmerzen, Stimmungsschwankungen, Konzentrationsschwächen, Kälteempfindlichkeit und Ähnlichem. Viele der Frauen berichteten nach der Behandlung über Verbesserungen ihrer Verspannungen, besonders im Bereich von Schultern, Rücken und Bauch. Sie fühlten sich vitaler, schliefen besser und hatten generell mehr Energie im Alltag (Ohshiro 2012a).

5.2 Die Forschung von Ohshiro

Sein erstes wissenschaftliches Projekt mit infertilen Frauen führte Ohshiro zwischen 1996 und 2000 im „Japan Medical Laser Laboratory" in Zusammenarbeit mit der gynäkologischen Abteilung des Sanno Hospital in Tokio durch. Hier behandelte er 74 hoch infertile Frauen mit hohem Durchschnittsalter (39,28 Jahren), die alle schon lange Zeit ohne Erfolg in Fertilitätsbehandlung gewesen waren (im Durchschnitt seit 9,13 Jahren). Die Frauen hatten im Durchschnitt 15,26 erfolglose ART-Versuche hinter sich und fielen dadurch in die Kategorie „extrem infertil". Die Laserbehandlungen ergaben 16 Schwangerschaften (davon eine natürliche) und die Geburten von 13 Kindern (Ohshiro 2012a).

Aufgrund solcher guten Resultate wurde dieses Projekt bis zum Jahr 2012 verlängert. Jetzt stieg die Teilnehmerzahl auf 701 infertile Frauen an. Sie hatten ein Durchschnittsalter von 39,73 Jahren und im Durchschnitt 4,67 Jahre lang versucht, schwanger zu werden. Von diesen Frauen wurden 156 schwanger (22,3 %), 87 Kinder wurden geboren. Dieses Mal wurden 34 der Frauen trotz ihres hohen Durchschnittsalters auf natürlichem Weg schwanger (Ohshiro 2012a).

In Ohshiros Studien zeigte sich, dass die Effekte der Lasertherapie für Frauen in der Altersgruppe über 40 Jahren besonders gut waren. Im Vergleich zu den Frauen, die nur mit ART behandelt wurden, konnten die Frauen in dieser Altersgruppe ihre Erfolgsrate fast vervierfachen, wenn sie ihre ART-Behandlungen mit PPLT ergänzten. Frauen unter 30 schienen dagegen durch die Lasertherapie nicht fruchtbarer zu werden (◘ Tab. 5.1).

☐ **Tab. 5.1** Ergebnisse der Studie von Ohshiro (2012a)				
	25–29 Jahre	**30–34 Jahre**	**35–39 Jahre**	**≥40 Jahre**
ART	48,5 %	42 %	35,4 %	11,1 %
LLLT + ART	33,3 %	80 %	50 %	36,4 %
LLLT + ART/ART	67 %	190 %	141 %	328 %

Wie aus Dr. Ohshiros Forschungsergebnissen hervorgeht, liegen die Erfolgsraten der Frauen über 40 Jahren bei ART-Behandlung (künstlicher Befruchtung) bei 11,1 %. Bei Ergänzung mit LLLT-Therapie stieg die Erfolgsrate auf 36,4 %, was einer Steigerung von 328 % entspricht.

Andere Forscher haben ebenfalls eine Reihe ähnlicher kleinerer Studien durchgeführt, die in verschiedenen wissenschaftlichen Zeitschriften publiziert worden sind. Alle diese Studien unterstützen Ohshiros Theorie, dass eine Lasertherapie bei infertilen Frauen einen positiven Effekt auf die Möglichkeit, schwanger zu werden, hat (El Faham et al. 2018; Iwahata et al. 2006; Karu 2012).

ART (Assisted reproductive technology) schließt in Ohshiros Studien die Befruchtung im Reagenzglas (IVF) und Insemination (IUI und IUI-D) ein. In den Studien wurden keine Mikroinseminationen (ICSI) und Eizellspenden (ED) berücksichtigt.

5.3 Wirkungsweise der Lasertherapie

Physiotherapeuten verwenden Lasertherapie hauptsächlich, um die körpereigenen Heilungsprozesse zu beschleunigen. Das Defizit an Energie, welches durch eine Schädigung oder Überlastung im Gewebe (akut oder chronisch) entstanden ist, wird durch Zufuhr von Energie mittels Laserlicht in die Zellen ausgeglichen. Aus der Grundlagenforschung wissen wir, dass Lasertherapie:

1. die Menge an Energie in den Zellen erhöht,
2. die Blutzirkulation verbessert,
3. entzündungshemmend wirkt (Tunér und Hode 2010).

Aber warum sind gerade diese drei Eigenschaften für die Fertilität relevant?

5.3.1 Erhöhte Energie in den Zellen

Eine Gruppe Forscher der gynäkologischen Abteilung der Universität von Sao Paulo hat versucht, die physiologische Erklärung dafür zu finden, wieso es für Frauen mit zunehmendem Alter schwerer wird, schwanger zu werden. Die Gruppe hat herausgefunden, dass die Aktivität in den Mitochondrien der Eizellen mit dem Alter abnimmt. Mitochondrien sind Mikroorganismen, die in jeder Zelle des Körpers zu finden sind. Ihre Aufgabe besteht

5

darin, Brennstoff (also Energie) in Form von ATP (Adenosintri-phosphat) für die Zellfunktionen zu liefern. Wenn die Menge an ATP in den Eizellen abnimmt, bekommt das Ei nicht genügend Energie für

- die Proliferation (Zellteilung und Zellwachstum) und
- die Zellmigration – also für die lange Reise von den Eierstö-cken zur Gebärmutter, um sich dort
- im Endometrium festzusetzen (Zelladhäsion) (◘ Abb. 5.2).

Deswegen haben Frauen ab Mitte 30 eine niedrigere Implanta-tionsrate, eine höhere Fehlgeburtsrate und ein erhöhtes Risiko dafür, Kinder mit Chromosomenfehlern zu gebären (Bartmann et al. 2004).

Aus der Grundlagenforschung zur Lasertherapie wissen wir, dass sich die Aktivität der Mitochondrien erhöht und die Menge an ATP in den Zellen steigt, wenn die Zellen mit einer passenden Dosis Laserlicht stimuliert werden. Das heißt, die Zellen erhalten mehr Energie. Dies gilt für alle Zellen, seien es Nervenzellen, Im-munzellen, Eizellen, Spermazellen, Hautzellen oder die anderen 200 Zelltypen im Körper. Es ist für eine Zelle entscheidend, dass ausreichend ATP (Brennstoff) vorhanden ist, um ihre Funktion richtig ausführen zu können. Wenn die Menge an ATP steigt, kann die Zelle ihre Fähigkeit, sich zu teilen, zu wandern und sich mit anderem Gewebe zu vereinigen, erhöhen (Tunér und Hode 2010). Dies ist genau das, was Eizellen und Spermien tun müssen, damit eine Befruchtung und Implantierung zustande kommen kann. Eizellen und Spermien gehören zu den Zellen in unserem Körper, die die meiste Energie benötigen und daher mehr Mito-chondrien enthalten als die meisten anderen Zellen in unserem Körper.

Eine verbesserte Aktivität auf Zellniveau setzt eine Ketten-reaktion in Gang. Die Aufnahme von Sauerstoff und Nährstoffen sowie die Ausscheidung von Kohlendioxid und anderen Abfall-stoffen werden erhöht. Eine verbesserte Zellatmung wird gesi-chert (Tunér und Hode 2010). Wir vermuten, dass dies die pri-märe Erklärung dafür ist, warum gerade so viele reifere Frauen ihre Schwangerschaftschancen mittels der Lasertherapie verbes-sern können.

5.3.2 Verbesserte Blutzirkulation

Die Stimulation mit Laserlicht verbessert unsere Blutzirkulation (Tunér und Hode 2010). Diese kann, wie in den vorigen Kapi-teln gezeigt, aus verschiedenen Gründen herabgesetzt sein: z. B. durch Narbengewebe, Muskelverspannungen, Inaktivität, ein-geklemmte Nerven oder Blutgefäße. Auch die natürliche Alte-

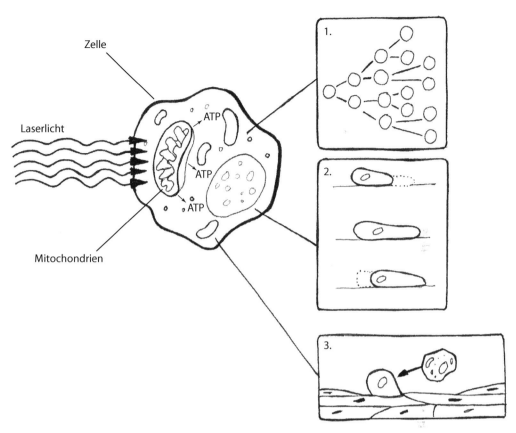

◘ Abb. 5.2   Wenn eine Zelle mit Laserlicht in passender Dosis stimuliert wird, erhöht sich die Aktivität der Mitochondrien und die Menge an ATP (Brennstoff der Zellen) steigt. Das bewirkt eine bessere 1. Proliferation (Teilung), 2. Migration (Wanderung) und 3. Adhäsion (Einnistung in anderem Gewebe). Und genau das soll eine befruchtete Eizelle ja können

rung kann die Blutzirkulation herabsetzen und Ursache für Nacken- und Schulterverspannungen, kalte Hände und Füße sein, wie es Dr. Ohshiro bei seinen Fertilitätspatientinnen beobachtet hatte. Grund ist eine beginnende Verengung der Blutgefäße. Die altersbedingte Verengung unserer Blutgefäße fängt schon mit 20–30 Jahren langsam an und entwickelt sich je nach Alter und Lebensstil. Die Forschung hat gezeigt, dass sich die kleinen Blutgefäße durch die Stimulation mit Laserlicht leicht erweitern. Das begünstigt die Blutzufuhr in dem zu behandelnden Gewebe. Darüber hinaus verschafft die erhöhte Zellaktivität mehr Bewegung in den Zellen und somit eine verbesserte Mikrozirkulation. Bewegung hat immer einen fördernden Effekt auf unsere Blutzirkulation und das Lymphsystem (Ohshiro 1991; Tunér und Hode 2010).

Eine gute Durchblutung in den Fortpflanzungsorganen ist also wesentlich dafür, dass

5

1. die Eizellen in den Eierstöcken die benötigten Nährstoffe bekommen, um sich optimal entwickeln zu können;
2. die Hormone zwischen Hypophyse, Hypothalamus, Eierstöcken und Gebärmutter transportiert werden können und
3. die Gebärmutterschleimhaut der befruchteten Eizelle die besten Bedingungen während der Schwangerschaft geben kann.

5.3.3 Entzündungshemmender Effekt

Lasertherapie hat einen entzündungshemmenden Effekt. Sie bewirkt eine verbesserte Durchblutung und erhöhte Aktivität in unseren Immunzellen. Dadurch kann sie zur Bekämpfung einer Entzündung beitragen (Tunér und Hode 2010). Dieser antiinflammatorische Effekt kann eine Erklärung dafür sein, warum Lasertherapie auch für die weibliche und männliche Fruchtbarkeit förderlich ist. Viele Frauen und Männer haben nämlich Entzündungen im Beckenbereich – vielleicht sogar, ohne es zu wissen. Chlamydien-Infektionen sind beispielsweise manchmal schwer zu entdecken. Wir sehen aber auch Frauen mit Pilz- oder Blaseninfektionen, mit irritiertem Dickdarm, Endometriose und systemischen entzündungsbedingten Zuständen wie z. B. Asthma, Allergien oder Diabetes. Viele Männer leiden unter chronischer Prostatitis, was mit einer geringeren Spermienqualität verbunden sein kann (Conderelli et al. 2017; Moskvin und Apolikhin 2018).

5.4 Lasertherapie bei geringer Spermienqualität

Ohshiro hat selbst keine Studien über die Behandlung von männlicher Infertilität veröffentlicht. Aus der Grundlagenforschung wissen wir aber, dass die Schwimmfähigkeit bzw. die Motilität der Samenzellen davon abhängt, ob eine ausreichende Menge ATP im Samenkörper vorhanden ist. In den letzten Jahren wurden Studien über den Effekt von Lasertherapie auf Samenzellen veröffentlicht. In ihnen wurden Laborversuche beschrieben, bei denen Zellen im Reagenzglas stimuliert wurden. Nachfolgend hat man Tierversuche und Versuche an Menschen durchgeführt. Diese Studien zeigen, dass nach der Laserbehandlung eine wesentlich verbesserte Motilität der Samenzellen besteht. Dabei scheint LLLT keine bedeutungsvollen Nebenwirkungen zu erzeugen (Firestone et al. 2013; Frangez et al. 2014; Gabel et al. 2018; Hasan et al. 1989; Moskvin und

Apolikhin 2018; Salman et al. 2014). Wir müssen aber auch hier feststellen, dass die meisten Studien relativ klein oder von geringer Qualität sind, um daraus etwas Haltbares schlussfolgern zu können. Andererseits ist es recht ungefährlich, sich mit Laserlicht behandeln zu lassen, solange man sich an die Low-Level-Laser-Therapie hält. Zurzeit gibt es auch kaum eine bessere Alternative für die Behandlung von männlicher Subfertilität (Moskvin und Apolikhin 2018).

Andere Forschungsergebnisse weisen darauf hin, dass bei einer herabgesetzten Fertilität des Mannes oft ein Bruch in der DNA der Samenzellen zu erkennen ist. Die Studien deuten an, dass die Konzentration, Motilität und Morphologie (Form) der Samenzellen – also die Parameter, auf die eine Samenprobe typischerweise getestet wird – vielleicht gar nicht die bisher angenommene Rolle spielen. Es ist eher die Menge der Schäden in der DNA der Samenzellen, die ein langwährendes Ausbleiben einer Schwangerschaft und frühe Fehlgeburten bei jungen Paaren erklären kann. Offenbar besteht aber ein Zusammenhang zwischen der Menge der DNA-Schäden in den Samenproben, der Vitalität der Zellen und (zumindest teilweise) der Morphologie der Samenzellen. Je schlechter also eine Samenprobe (nach den drei oben genannten Parametern) ist, desto größer ist die Wahrscheinlichkeit, dass auch viele Brüche in der DNA der Samenzellen zu sehen sind.

Aber auch bei einer als normal eingestuften Samenprobe ist nicht auszuschließen, dass Probleme mit der DNA bestehen. Nach dem bisherigen Stand der Forschung zeigen ca. 20 % der Männer, deren Samenprobe als normal eingestuft worden ist, ein hohes Vorkommen an DNA-Schäden in ihren Samenzellen (Menezo et al. 2017; Oleszczuk et al. 2012; Schulte et al. 2010). Ein spezifischer SDI-Test (Sperm Decondensation Index) würde eine präzisere Analyse von männlichen Samenzellen ermöglichen. Die Ratschläge an die Männer sind jedoch in beiden Fällen dieselben: Hören Sie auf zu rauchen, verringern Sie Ihren Alkoholkonsum, essen Sie gesund und abwechslungsreich, nehmen Sie Abstand von leistungssteigernden Mitteln und sorgen Sie dafür, dass Sie viel Bewegung bekommen, ohne dies jedoch zu übertreiben (lesen Sie im ▶ Kap. 9 mehr darüber, wie Sie sich zu einer besseren Fertilität trainieren können).

Firestone et al. (2013) haben untersucht, ob LLLT DNA-Schäden in den Samenzellen verursachen kann. Bei solchen Dosen, wie sie Firestone et al. (und andere in ähnlichen Studien) verwendet haben, ist das nicht der Fall. Stattdessen beobachteten sie, dass Laserbehandlung eine positive Wirkung auf die Mobilität der Samenzellen hatte. Dieser Effekt war jedoch nur kurzfristig. Andere Studien deuten darauf hin, dass LLLT DNA-Schäden an

5

Samenzellen vorbeugen kann und vielleicht sogar eine heilende Wirkung auf solche Zellen hat, die bereits beschädigt sind (Moskvin und Apolikhin 2018). Hier sollte man jedoch weitere Forschung auf diesem Gebiet abwarten, bevor man wirklich tragbare Schlussfolgerungen ziehen kann.

Unsere Erfahrung in unserer Praxis „Sund Fertilitet" zeigt uns, dass Männer in der Regel nur 2–3 Behandlungen in den Tagen vor dem Eisprung ihrer Partnerinnen bzw. der Spermienabgabe benötigen, um ein verbessertes Ergebnis im Spermientest zu erreichen. Wir stimulieren jeden Hoden mit maximal 2-mal 10 Joule (2-mal 20 Sekunden mit 500 mW oder 2-mal 100 Sekunden mit 100 mW). Das Licht muss auf mindestens 2 cm^2 pro Hoden verteilt werden. Es darf kein direkter Hautkontakt entstehen. Der Abstand sollte 1 cm betragen, die Lasersonde darf nicht stillstehen, sondern muss konstant langsam in Bewegung bleiben. Nach der Behandlung an den Hoden wird die Sonde direkt auf die Haut genau hinter den Hoden in Richtung des Schädels gelegt, um die Prostatadrüse zu stimulieren, die die Samenflüssigkeit produziert. Hier stimulieren wir 10–20 Sekunden mit 500 mW an 4–6 Punkten.

Männer wie Frauen müssen bei eventuellen Rücken-, Nacken- oder Beckenschmerzen behandelt werden. Dies trifft besonders zu, wenn es Anzeichen für einen eingeklemmten Nerv im Lendenbereich gibt, das heißt bei ausstrahlenden Schmerzen im Gesäß, in den Beinen bzw. in den Füßen oder auch bei lokalen Schmerzen im Lenden- und Beckenbereich. Dazu benutzen wir die größeren GigaLaser (◘ Abb. 5.3) und arbeiten mit höheren Dosen. Aber auch der kleinere Punktlaser kann dazu verwendet werden.

5.5 Lasertherapie im modernen Kontext

Toshio Ohshiro bietet in seiner Klinik in Tokio noch immer LLLT für infertile Frauen an, genauso wie andere Fertilitätskliniken in Japan dies tun. Im Jahr 2011 veröffentlichte er einen Artikel mit dem Titel „Personal overview of the application of LLLT in severely infertile Japanese females" (deutsch: „Persönlicher Überblick über die Anwendung von LLLT bei stark unfruchtbaren japanischen Frauen"). Darin fasst er seine klinischen Erfahrungen und wissenschaftlichen Resultate seiner 20-jährigen Arbeit mit LLLT und weiblicher Infertilität zusammen. Der Artikel ist im Internet leicht zu finden, unter anderem in der Datenbank „National Center für Biotechnology Information" (NBCI; ▶ https://www.ncbi.nlm.nih.gov). Er ist dort kostenlos erhältlich und sowohl interessant und unterhaltend als auch leicht zu lesen (Ohshiro 2012a).

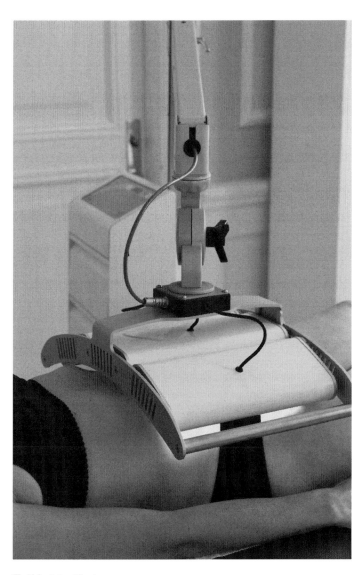

□ Abb. 5.3   GigaLaser

Auch die skandinavischen Länder können sowohl in der Forschung zur lasertherapeutischen Wirkung als auch in der Entwicklung und Herstellung von neuen verbesserten therapeutischen Laserapparaten gut mithalten. Die beiden schwedischen Forscher Jan Tunér und Lars Hode haben eine beeindruckende Anzahl von Fachliteratur und wissenschaftlichen Artikeln über die Wirkung der Lasertherapie (LLLT) veröffentlicht. Ihr Buch „The New Laser Therapy Handbook" (2010) bietet einen verständlichen Überblick darüber, was Lasertherapie ist und warum sie heilt, falls Sie mehr darüber erfahren möchten.

Der dänische Elektrotechnikingenieur Arne Grinsted hat den bisher größten therapeutischen Laser, den es auf dem Markt gibt, entwickelt, den GigaLaser (◘ Abb. 5.3). Einen solchen benutzen wir unter anderem in unserer Praxis. Der GigaLaser hat 36 Dioden mit einer durchschnittlichen Ausgangsleistung von 500 mW in jeder Diode, das heißt, er hat eine durchschnittliche Ausgangsleistung von 18.000 mW. So können wir in kürzerer Zeit ein größeres Gebiet effektiver behandeln. Die höhere Behandlungsintensität ist natürlich CE-gekennzeichnet.

In den Jahren 2010–2016 haben wir in meiner Praxis in Kopenhagen 120 Frauen bzw. Paare mit unerfülltem Kinderwunsch mit Laserstimulation behandelt. 79 von ihnen wurden schwanger. 34 der 79 Frauen waren über 40 Jahre alt (40–47). Von diesen 34 Frauen wurden 16 schwanger (47 %), 4 auf natürlichem Wege, 3 mit Insemination, 9 mit IVF/ICSI, wovon 3 Spendereizellen bekamen. Die drei Frauen, die in unserem Projekt mit Eizellspende schwanger wurden, waren 43, 46 und 47 Jahre alt. Die anderen Frauen, die mit ihren eigenen Eizellen schwanger wurden, waren zwischen 40 und 44 Jahren. Unsere Erfolgsrate ist also höher als bei Dr. Ohshiro. Das kann daran liegen, dass wir die Lasertherapie mit der Mojzisova-Methode und mit manueller Behandlung von Narbengewebe kombinieren und dass wir modernere Lasergeräte verwenden als die von Ohshiro bis 2011 verwendeten Apparate. Darüber hinaus hat sich die Erfolgsrate von medizinischen Fertilitätsbehandlungen natürlich auch um einige Prozentpunkte erhöht, seit Ohshiro seine Datenerhebung 1996 begonnen hat.

5.6 Behandlung und Selbstbehandlung mit Lasertherapie

Therapeutische Laser sind nicht gefährlich. Es gibt jedoch einige Vorsichtsmaßnahmen, an die man sich halten sollte, wenn man mit einem Laser arbeitet. Es ist extrem selten, dass ein Patient durch Laserlicht geschädigt wird. Die meisten therapeutischen Laser auf dem europäischen Markt haben einen Ausgangswert von bis zu 500 mW per Diode, das heißt ein halbes Watt. Das ist weder genug, um sich zu schneiden, noch um sich zu verbrennen, vorausgesetzt dass die Laserstrahlen nicht konzentriert werden. Die therapeutischen Laser, die wir in unserer Praxis „Sund Fertilitet" verwenden, sind so konstruiert, dass sie ihr Licht immer verteilen. Die Konzentration des Lasers verringert sich also um jeden Zentimeter, den man sich vom Lasergerät entfernt. Man muss nur vorsichtig sein, wenn man aus kurzem Abstand auf etwas Schwarzes leuchtet, weil die schwarze Farbe Licht absorbiert. Man darf also niemals direkt in die Augen leuchten. Auch bei schwarzen Tätowierungen und dunklem Haar sollte man vorsichtig sein. Es ist aber weder verboten noch gefährlich, ohne Ausbildung im Gesundheitsbereich einen Laser zur Eigenbehandlung zu erwerben.

Allerdings empfehle ich meinen Patienten äußerst selten, sich einen Laser zur Selbstbehandlung anzuschaffen. In der Regel ist es nämlich besser und auch billiger, sich in einer Klinik von professionellen Therapeuten behandeln zu lassen. In allen Regionen Dänemarks und vermutlich auch in Deutschland gibt es Kliniken, die Lasertherapien anbieten. Ich persönlich bin der Meinung, dass anatomisches und physiologisches Wissen sowie diagnostische Kompetenzen erforderlich sind, um mit dem Laser so zu behandeln, dass der gewünschte Effekt erreicht wird. Darüber hinaus sollte man Kenntnisse über Kontraindikationen besitzen.

Die wichtigsten Vorsichtsmaßnahmen im Zusammenhang mit Fertilität sind:

1. Wir behandeln keine schwangeren Frauen mit Lasertherapie in der Beckenregion. Nicht weil wir annehmen, dass es schädlich ist, sondern weil keine Studien zur Laserbehandlung an Schwangeren gemacht wurden. Wir gehen keinerlei Risiko ein. Wenn Sie als Frau eine Lasertherapie zur Förderung Ihrer Fertilität bekommen, geschieht dies bei uns nur bis zum Zeitpunkt Ihres Eisprungs. Danach wird die Behandlung eingestellt oder es werden nur noch Akupunkturpunkte, Triggerpunkte, PPLT-Punkte oder andere Punkte außerhalb der Beckenregion behandelt. Das geschieht so lange, bis Sie mit Sicherheit sagen können, dass Sie nicht schwanger sind, z. B. wenn die Menstruation einsetzt. Es kann ja sein, dass Sie während Ihres Zyklus nicht mit Samen in Kontakt gekommen sind. Wenn Sie sicher sind, nicht schwanger zu sein, können Sie während Ihres gesamten Zyklus Laserbehandlungen bekommen.

2. Wenn Sie als Mann eine Laserbehandlung direkt an den Hoden bekommen sollen, ist es wichtig, dass nicht überdosiert wird. Es ist möglich, dass zu hohe Dosen die Menge an schwimmfähigen Samenzellen verringert. Das liegt wahrscheinlich daran, dass sich überschüssige Energie vom Laser in Wärme umwandelt. Hohe Temperaturen können für die Samenzellen schädlich sein.

Die Eizellen der Frau haben dagegen kein Problem mit Wärme, denn sie liegen gut geschützt in den Ovarien, umgeben von vielen Schichten von Muskeln, Bindegewebe und Haut, Unterhaut und Fett in verschiedenen Mengen. Alle diese Gewebsschichten absorbieren das Licht. Deswegen arbeiten wir mit wesentlich höheren Dosen, wenn wir Frauen behandeln.

Die präzise Dosis und die Häufigkeit der Behandlungen hängen sehr von Alter, Diagnose, Symptomen, Hauttyp usw. ab. Die Eizelle einer Frau benötigt 3–5 Monate, um sich zu einem ausgereiften Ei zu entwickeln. Deswegen kann es notwendig sein, die Frau regelmäßig über mindestens 3 Monate zu behandeln, um den gewünschten Effekt zu bekommen. Aber es ist ja nicht immer die Qualität der Eizelle, die das Problem bei infertilen Frauen darstellt. Ursachen können auch Entzündungen, eine schlechte Durchblutung, Muskelverspannungen oder Narbengewebe im Unterleib sein. Dann können wesentlich weniger Behandlungen ausreichen. Männer bekommen bei uns nur Laserbehandlungen in den Tagen vor dem Eisprung ihrer Partnerinnen, es sei denn, wir behandeln zuerst ein Rücken- oder Beckenproblem. Dann ist der Behandlungsverlauf länger.

Literatur

Bartmann AK et al (2004) Why do older women have poor implantation rates? A possible role of the mitochondria. J Assist Reprod Genet 21:79–83

Conderelli RA et al (2017) Chronic prostatitis and its detrimental impact on sperm parameters: a systematic review and meta analysis. J Endocrinol Invest 40:1209–1218

El Faham et al (2018) Has the time come to include low-level laser photobiomodulation as an adjuvant therapy in the treatment of impaired endometrial receptivity? Lasers Med Sci 5:1105–1114

Firestone RS et al (2013) The effect of low-level light exposure on sperm motion characteristics and DNA damage. J Androl 33:469–473

Frangez HB et al (2014) Photomodulation with light-emitting diodes improves sperm motility in men with asthenozoospermia. Laser Med Sci 30:235–240

Gabel CP et al (2018) Sperm motility is enhanced by low level laser and light emitting diode photobiomodulation with a dose-dependent response and differential effects in fresh and frozen samples. Laser Ther 30:131–136

Hasan P et al (1989) The possible application of low-reactive laser level therapy (LLLT) in the treatment of male infertility. Laser Ther 1:49–50

Iwahata H et al (2006) Treatment of female infertility incorporating low-reactive laser therapy (LLLT): an initial report. Laser Ther 15:37–41

Karu TI (2012) Lasers in infertility treatment: Irradiation of oocytes and spermatozoa. Photomed Laser Surg 30:239–241

Menezo Y et al (2017) Evaluation of sperm DNA structure, fragmentation and decondensation: an essential tool in the assessment of male infertility. Transl Androl Urol 6:S553–S556

Moskvin SV, Apolikhin OI (2018) Effectiveness of low level laser therapy for treating male infertility. Biomedicine 8:7

Ohshiro T (1991) Low reactive-level laser therapy: practical application. Wiley Blackwell, Hoboken

Ohshiro T (2005) The proximal priority technique: how to maximize the efficacy of laser therapy. Laser Ther 14:121–128

Ohshiro T (2012a) Personal overview of the application of LLLT in severely infertile Japanese women. Laser Ther 21:97–103

Ohshiro T (2012b) The proximal priority theory: an updated technique in low level laser therapy with an 830 nm GaA1As laser. Laser Ther 21:275–285

Oleszczuk K et al (2012) Prevalence of high DNA fragmentation index in male partners of unexplained infertile couples. Andrology 1:357–360

Pal L, Santoro N (2003) Age-related decline in fertility. Endocrinol Metab Clin North Am 32:669–688

Salman YR et al (2014) Effect of 830-nm diode laser irradiation on human sperm motility. Lasers Med Sci 29:97–104

Schulte RT et al (2010) Sperm DNA damage in male infertility: etiologies, assays, and outcomes. J Assist Reprod Genet 27:3–12

Speroff L, Fritz MA (2005) Clinical gynecologic endocrinology and infertility, 7. Aufl. Lippincott Williams & Wilkins, Philadelphia

Tunér J, Hode L (2010) The new laser therapy handbook. Prima Books, Grängesberg

Massage als fertilitätsfördernde Therapie

Literatur – 95

© Springer-Verlag GmbH Deutschland, ein Teil von Springer Nature 2019
A. M. Jensen, *Kinderwunsch – Wie Physiotherapie helfen kann*,
https://doi.org/10.1007/978-3-662-58277-0_6

6

Auf der Suche nach mehr Wissen über physiotherapeutische Methoden zur Behandlung von Infertilität bin ich über die Jahre auf eine Reihe alternativer Behandlungsmethoden gestoßen, deren Wirkung wissenschaftlich zwar nicht belegt ist, die mich aber in meiner Arbeit als Fertilitätstherapeutin dennoch inspiriert haben. Es sind Methoden wie die „Mercier Therapy", die „Arvigo Therapy" und die „Fruchtbarkeitsmassage", die von Therapeuten mit langjährigen Erfahrungen im Bereich der fertilitätsfördernden Therapien entwickelt worden sind. Diese Methoden kombinieren fruchtbarkeitsfördernde Massagen mit anderen Behandlungsformen wie z. B. Hormontherapie, Kräutertherapie, Ernährungsberatung, Psychotherapie und/oder spiritueller Beratung. Man braucht kein Physiotherapeut zu sein, um sich in diesen Methoden zertifizieren zu lassen. Die Kinderwunsch-Therapeutin Birgit Zart argumentiert in ihrem Buch „Die Fruchtbarkeitsmassage – Der sanfte Weg zur Empfängnis" z. B. dafür, dass eine Massage vorzugsweise vom Partner oder von einem nahen Freund gegeben werden sollte. Wegen der engen Beziehung zwischen dem/der Massierenden und der Massierten habe sie einen positiveren Effekt auf beide Partner, als wenn die Massage von einem professionellen Masseur durchgeführt würde (Zart 2013).

Auch diese drei erwähnten alternativen Methoden zielen darauf ab, den Körper zu entspannen bzw. zu entstressen, die Hormonbalance zu harmonisieren, die Durchblutung zu verbessern, das Lymphsystem zu stimulieren, das Bindegewebe zu mobilisieren und Bewegung in den reproduktiven Organen zu erzeugen. Genauso wie bei den früher genannten physiotherapeutischen Methoden. Massage hat generell keine oder nur sehr geringe Nebenwirkungen, stattdessen aber viele positive Effekte. Aus der Grundlagenforschung wissen wir beispielsweise, dass Massage und Berührung generell die Konzentration der Stresshormone Kortisol und Adrenalin im Körper senken und gleichzeitig die Menge an Oxytocin und anderen „Feel-good-Hormonen" wie z. B. Serotonin, Dopamin und Endorphinen erhöhen (Shin und Bordeaux 2012; Morhenn et al. 2012). Massage kann zudem die Durchblutung fördern und muskelentspannend und schmerzlindernd wirken (Mori et al. 2004).

Unsere reproduktiven Funktionen werden vom neuroendokrinen System gesteuert. Es ist ein enges Zusammenspiel zwischen unserem endokrinen (hormonellen) System und unserem Nervensystem. Unsere sensorischen Nerven nehmen mit Hilfe ihrer Rezeptoren an den Nervenenden Veränderungen in den Sekreten aus den hormonproduzierenden Körperdrüsen wahr. Das erzeugt eine Reaktion im Nervensystem, die z. B. ein Zusammenziehen der Gebärmutter auslösen kann. Umgekehrt verursacht eine Änderung der Aktivitäten in unserem Nervensystem – wie z. B. von außen kommende Stimuli wie Berührungen – Reaktionen in den endokrinen Organen und beeinflusst dadurch das Hormonsystem. Da unsere reproduktiven Organe und Hormondrüsen von unserem autonomen Nervensystem innerviert werden, haben wir keine direkte Kontrolle über diese Organe. Wir können unser hormonelles Gleichgewicht oder die Aktivitäten unserer Organe nicht mit unserem Willen steuern, so wie wir unseren Bewegungsapparat steuern können. Das autonome Nervensystem arbeitet beispielsweise auch nachts, während wir schlafen. Aber das neuroendokrine System wird von unseren Gefühlen, unseren Entscheidungen und von unserem Lebensstil beeinflusst. Wir wissen z. B., dass physische Aktivität Endorphine und Küsse und Berührung Oxytocin freisetzen. Physischer und psychischer Stress setzt Adrenalin und Kortisol frei. Auf diese Weise können wir dann doch, wenn auch nur indirekt, unser hormonelles Gleichgewicht und unser autonomes Nervensystem beeinflussen.

Das autonome Nervensystem besteht übergeordnet aus dem sympathischen und dem parasympathischen System. Alle unsere Organe werden sowohl durch sympathische als auch parasympathische Nervenbahnen versorgt. Diese zwei Systeme gleichen sich gegenseitig aus. Während der **Sympathikus** den Organismus auf eine Aktivitätssteigerung („fight or flight") einstellt, überwiegt der **Parasympathikus** in Ruhe- und Regenerationsphasen („rest and digest"). Müssen wir bei der Arbeit etwas Besonderes leisten oder sind wir zu Hause gestresst, produzieren wir Stresshormone, die sympathische Aktivität erzeugen und uns physisch und mental darauf vorbereiten zu „kämpfen oder zu fliehen". Die Durchblutung der Muskeln wird gesteigert, die Pupillen weiten sich, der Puls steigt u. v. m. Wenn wir uns dagegen entspannen, produzieren wir „Feel-good-Hormone", die die parasympathischen Aktivitäten erhöhen und uns ermöglichen, uns zu erholen, zu verdauen und uns zu paaren. Die Herzfrequenz und der Puls sinken, mehr Blut strömt in den Darm und die reproduktiven Organe.

Darum ist es wichtig, nicht die ganze Zeit im Stress zu sein. Ein bisschen Stress ist gesund, aber für unseren allgemeinen Gesundheitszustand und besonders für unsere reproduktive Gesundheit ist es wichtig, dass wir uns ausreichend Zeit für parasympathische Aktivitäten lassen – uns also Zeit dafür nehmen, uns täglich auszuruhen und nichts zu tun. Damit bekommt unser Körper die Ruhe, die er für die Regeneration, Verdauung und für die Reproduktion benötigt. Vielleicht kann Massage Ihnen helfen, diese körperliche Ruhe zu finden. Besonders, wenn Sie Massagen mögen und mit einem hohen Stressniveau kämpfen, wie das die meisten Frauen in einer Kinderwunschbehandlung tun, kann eine Massage eine angenehme Wirkung haben und vielleicht sogar auch Ihre Schwangerschaftschancen erhöhen (siehe auch ▶ Kap. 10 über Stress und Mind/Body-Training).

In den Jahren 2012–2014 führte eine Gruppe von Ärzten unter der Leitung von Dr. med. Jasmin Okhowat in Österreich eine Kontrollgruppenstudie mit 267 Teilnehmerinnen durch, die alle eine FER-Behandlung („frozen embryo replacement") durchlaufen sollten. Ihnen sollte also eine befruchtete aufgetaute Eizelle eingesetzt werden, die ihnen früher entnommen und eingefroren worden war. Die Teilnehmerinnen wurden in zwei Gruppen eingeteilt. Die eine Gruppe bekam ihre Eizellen wie gewöhnlich, das heißt ohne vorhergehende Massage implantiert. Die andere Gruppe bekam vor dem Einsetzen eine 30-minütige Massage. Die Frauen entschieden selbst, ob sie Teil der Massagegruppe oder der Kontrollgruppe sein wollten. Es zeigte sich kein markanter Unterschied zwischen den beiden Gruppen, wenn man das Alter, die Diagnosen, die Samenqualität und die Anzahl der früheren Fertilitätsbehandlungen und Geburten betrachtet.

Um sicherzustellen, dass die Massagen standardisiert und wiederholbar waren, wurden die Behandlungen mit Hilfe einer elektromechanischen Massagematratze und einem Massagegürtel durchgeführt. Der Gürtel wurde über dem Unterleib und der Bauchregion der Frauen platziert, während die Matratze, auf denen die Frauen liegen sollten, die gesamte Rückseite massierten. Die Patientinnen hatten also keinen physischen Kontakt mit einem Therapeuten. Diese besondere Form der Massagebehandlung, die als „Andullation" bezeichnet wird, war eine Kombination aus kleinen Vibrationen und infrarotem Licht. Ziel der Behandlung war, das Stressniveau der Patientinnen zu senken, ihre Muskulatur zu entspannen (auch die Organmuskulatur), die Durchblutung der reproduktiven Organe zu erhöhen und den Blutdruck zu senken. Das Ergebnis war, dass 58,9 % der Frauen in der Massagegruppe schwanger wurden, 41,7 % in der Kontrollgruppe. Nach 6–8 Wochen waren 53,6 % der massierten Frauen immer noch schwanger im Gegensatz zu nur 32,2 % in der Kontrollgruppe. Die Geburtenrate in der Massagegruppe lag bei 32 %, in der Kontrollgruppe bei 20,3 % (Okhowat et al. 2015).

Die Ergebnisse dieser Studie legen nahe, dass Massagebehandlungen vor einer Eizelleinpflanzung mit eingefrorenen Eizellen einen positiven Effekt sowohl auf die Möglichkeit einer Schwangerschaft als auch auf das Erreichen einer Geburt haben. Wir können aus der Studie aber nicht herauslesen, welche physiologischen Veränderungen für die erreichten Schwangerschafts- und Geburtenraten ausschlaggebend waren. Die Forscher selbst heben die erhöhte Blutzufuhr zur Gebärmutter und die Senkung der Konzentration von Stresshormonen im Blut der Frauen als herausragende physiologische Faktoren hervor. Die Ärzte vermuten, dass die Reduktion der Stresshormone bei den Frauen einen beruhigenden Effekt auf das Immunsystem und die Gebärmutter hatte. Dadurch erhöhte sich die endometriale Rezeptivität – also die Fähigkeit der Gebärmutter, eine befruchtete Eizelle aufzunehmen.

Auch in der Mercier-Therapie werden Vibrationen als Teil einer manuellen Behandlung verwendet. Jennifer Mercier, die diese Methode entwickelt hat, ist ausgebildete Hebamme und arbeitete viele Jahre lang in einer Fertilitätsklinik in den USA. Die relative niedrige Erfolgsrate bei den medizinischen Fruchtbarkeitsbehandlungen und die vielen negativen Nebenwirkungen, die sie bei ihren Patientinnen beobachtet hatte, beeindruckten Mercier so sehr, dass sie nach anderen und mehr gesundheitsfördernden Formen zu suchen begann, um diesen Frauen und Paaren zu helfen. Sie ließ sich zur Massagetherapeutin und Heilpraktikerin ausbilden und entwickelte ein Behandlungskonzept, das mit natürlicher Hormontherapie und manuellen Behandlungen Frauen zu einer gesünderen Schwangerschaft ohne künstliche Hormone verhelfen sollte. In der Mercier-Therapie werden manuelle Perkussionen mit einer tiefen Organmassage, einer Triggerpunktbehandlung, einer Lymphdrainage und anderem kombiniert, um die Fruchtbarkeit der Frau zu fördern (Mercier 2010).

Jennifer Mercier veröffentlichte 2013 eine kleine selbstfinanzierte Pilotstudie mit 48 Teilnehmerinnen im Alter von 28–42 Jahren. Von diesen 48 Frauen wurden 40 innerhalb eines Jahres nach der Behandlung mit der Mercier-Therapie schwanger. 32 von ihnen hatten keine weitere Behandlung bekommen, 8 hatten die Therapie als Supplement zur medizinischen Fertilitätsbehandlung (IUI, IVF oder ICSI) verwendet (Mercier und Miller 2013).

Später, im Jahre 2018 veröffentlichte Jennifer Mercier eine größere Studie, „Mercier Therapy improves IVF outcomes" (deutsch: „Mercier-Therapie verbessert IVF-Ergebnisse"), mit 171 Teilnehmerinnen (27–42 Jahre), die alle eine IVF-Behandlung bekommen hatten. Alle Frauen wurden vor der IVF-Behandlung mit Mercier-Therapie behandelt. 87 (50,9 %) wurden schon beim ersten IVF-Versuch, 44 (25,7 %) beim zweiten Versuch und 11 (6,4 %) beim dritten Versuch schwanger. Acht (4,7 %) Frauen wurden während dieses Projektes natürlich schwanger.

Es ist zu beachten, dass die Studien von Jennifer Mercier keine Kontrollgruppen und keine ausführlichen Methodenbeschreibungen haben. Jedoch kann die Mercier-Therapie nach meiner Erfahrung eine sehr gute Behandlungsform für infertile Frauen sein, insbesondere für die Frauen, die an Endometriose leiden.

Hier finden Sie eine Liste über ausgebildete Mercier-Therapeuten: ▶ http://www.merciertherapy.com/practitioners/.

Literatur

Mercier J (2010) Womens optimal pelvic health with Mercier therapy. Metier Books, Chicago

Mercier J (2018) Mercier therapy improves IVF outcome. Midwifery Today (im Druck)

Mercier J, Miller K (2013) Mercier therapy helps infertile women achieve pregnancy. Midwifery Today 105:40, 68

Morhenn V et al (2012) Massage increases oxytocin and reduces adrenocorticotropin hormone in humans. Altern Ther Health Med 18:11–18

Mori H et al (2004) Effect of massage on blood flow and muscle fatigue following isometric lumbar exercise. Med Sci Monit 10:CR173–CR178

Okhowat J et al (2015) Massage therapy improves in vitro fertilization outcome in patients undergoing blastocyst transfer in a cryo-cycle. Altern Ther Health Med 21:16–22

Shin TM, Bordeaux JS (2012) The role of massage in scar management. A literature review. Dermatol Surg 38:414–423

Zart B (2013) Die Fruchtbarkeitsmassage. Der sanfte Weg zur Empfängnis. Irisiana, München

6

Lymphtherapie in der Fertilitätsbehandlung

Literatur – 100

© Springer-Verlag GmbH Deutschland, ein Teil von Springer Nature 2019
A. M. Jensen, *Kinderwunsch – Wie Physiotherapie helfen kann*,
https://doi.org/10.1007/978-3-662-58277-0_7

7

Nach der amerikanischen Physio- und Lymphödemtherapeutin Mary Ellen Kramp ist es wesentlich, das Lymphsystem in die physische Untersuchung und Behandlung von infertilen Patienten einzubeziehen. Wenn das Lymphsystem nicht optimal funktioniert, sammeln sich Flüssigkeit und Abfallprodukte in unserem Becken an und der intrapelvine Druck steigt. Dies verursacht schlechte Bedingungen für die Blutzirkulation und eine schlechtere Zufuhr von Nährstoffen und Sauerstoff zu den reproduktiven Organen.

Kramp publizierte im Jahr 2012 den Artikel „Combined Manual Therapy Techniques for the Treatment of Women with Infertility: A Case Series" (deutsch: „Kombinierte manuelle Therapietechniken zur Behandlung von Frauen mit Infertilität: Eine Fallstudienserie"). Er beschreibt Fallstudien, die Kramp an 10 infertilen Frauen im Alter von 28–41 Jahren durchgeführt hat. Alle Frauen wurden auf Beckenasymmetrien, Mobilität des Kreuzbeins, aktive Triggerpunkte in der Muskulatur des Beckens, Mobilität der Organe und Funktion des Lymphsystems untersucht. Die Patientinnen wurden zweimal wöchentlich mit manueller Therapie behandelt, bis das Becken wieder symmetrisch war, sich seine Mobilität normalisiert hatte und ein normaler Durchlauf im Lymphsystem wiederhergestellt war (zwischen ein- und sechsmal). Drei Monate nach beendeter Behandlung waren 6 der 10 Frauen auf natürlichem Wege schwanger (Kramp 2012).

Unser Lymphsystem ist für das Einsammeln von überschüssiger Flüssigkeit und Stoffwechselprodukten verantwortlich. Dazu zählen auch potenziell schädliche Stoffe wie Bakterien und Viren, die sich in unseren Organen und Geweben befinden können. Es führt sie durch die Lymphbahnen und Lymphknoten zurück zu den Venen. In den Lymphknoten befinden sich Lymphozyten (weiße Blutkörperchen) und Makrophagen, die eine Art Verteidigungszellen darstellen, welche die Lymphe von schädlichen Stoffen reinigen. Mit ihr werden auch Proteine, Fettstoffe und tote Zellen abtransportiert, die die venösen Kapillaren schlecht aufnehmen können. Darum wird die Lymphe zuerst zurück zu den großen Venen am Hals geführt, wodurch sie wieder in den Kreislauf gelangt.

Das Lymphsystem hat keinen Herzmuskel, der die Lymphe durch den Körper pumpen könnte. Der Lymphtransport ist davon abhängig, dass im umliegenden Gewebe ständig ein dynamischer Wechsel zwischen Druck und Zug (Über- und Unterdruck) geschieht, sodass die Lymphe in die gewünschte Strömungsrichtung gepresst werden kann. Das An- und Entspannen der Skelettmuskulatur und die ständige Bewegung unseres großen Atmungsmuskels, des Diaphragmas, sichert ein optimales Fließen. Die Lymphbahnen liegen oft sehr nah an unseren Blutgefäßen. Darum stimuliert auch ein erhöhter Puls das Lymphsystem, seine Aktivitäten zu steigern. Es ist also auch für unser Lymphsystem wichtig, den sitzenden Lebensstil zu vermeiden und regelmäßig für Bewegung zu sorgen (Pritschow und Schuchhardt 2010).

Die Beckenregion ist reich an Lymphbahnen und Lymphknoten. In der Leistengegend und um den Darm herum ist die Konzentration der Lymphknoten besonders hoch. Die Lymphflüssigkeit von den Beinen muss durch die Beckenregion wandern und dort viele Stoffwechselprodukte, Proteine und Fettstoffe aus dem Darm aufnehmen, die nur durch das Lymphsystem weggeleitet werden können. Das erfordert aber, dass wir unserem Lymphsystem gute Arbeitsbedingungen geben.

Wenn Sie schwanger werden möchten, aber den Verdacht hegen, dass Ihr Lymphsystem in Ihrem Unterleib nicht optimal funktioniert, sollten Sie versuchen, die Arbeitsbedingungen Ihres Lymphsystems zu verbessern. Symptome für Lymph- und Veneninsuffizienz sind vor allem Flüssigkeitsansammlungen in der Beckenregion: Sie fühlen sich geschwollen und aufgeblasen und haben vielleicht ein Schweregefühl, Verdauungsprobleme und/oder Zyklusschmerzen. Nach Kramp kann auch die Tendenz, Zysten an den Ovarien zu bilden, einer Lymphinsuffizienz geschuldet sein (Kramp 2012).

Es hilft Ihnen sicher, einigen der Ratschläge zu folgen, die ich bereits in den vorigen Kapiteln gegeben habe:

- Vermeiden Sie langes Still sitzen.
- Achten Sie auf Ihre Haltung am Arbeitsplatz.
- Atmen Sie tiefe Atemzüge in den Bauch hinein.
- Heben Sie ab und zu das Becken über die Höhe des Herzens, um den Lymphfluss und den Blutrückfluss zu erleichtern.
- Folgen Sie Mojzisovas Trainingsprogramm für zu Hause.
- Lassen Sie Ihr Narbengewebe behandeln, wenn Sie eine Narbe von einer Operation, Infektion oder einem Trauma in der Beckenregion haben.
- Treiben Sie Sport – treiben Sie Ihren Puls jeden Tag mindestens 7 Minuten in die Höhe. Wenn Sie Yoga als primäre Sportart betreiben, dann ergänzen Sie es mit etwas Pulstraining oder einigen mehr dynamischen Übungen zu Hause. Halten Sie dabei einen guten Rhythmus, sodass Sie die Pumpfunktionen Ihres Körpers spürbar stimulieren. Tanzen oder Laufen können beispielsweise gute Ergänzungen sein.

Wenn Sie das Gefühl haben, dass Ihnen die Selbstbehandlung nicht ausreichend hilft, kann es eine gute Idee sein, einen Physiotherapeuten oder einen anderen Therapeuten mit Kompetenzen in fertilitätsfördernder Behandlung wie der „Fruchtbarkeitsmassage" zu konsultieren. Die Fruchtbarkeitsmassage hat starke Wurzeln in der Lymphtherapie. Sie ist eine sehr weiche und entspannende Behandlungsform, die das Paar einander geben kann, die aber auch von Kinderwunsch-Therapeuten in den deutschsprachigen Ländern angeboten wird (Zart 2013).

Hier finden Sie eine Liste von ausgebildeten Fruchtbarkeits-massage-Therapeuten: ▶ http://www.die-fruchtbarkeitsmassage.de/therapeutinnen/therapeutinnen-vor-ort.html.

Auch die Arvigo-Therapie zielt unter anderem darauf ab, das Lymphsystem zu stimulieren und das Nervensystem zu beruhigen (Arvigo Institute et al. 2014). Arvigo-Therapeuten gibt es weltweit. Hier finden Sie eine Liste von ausgebildeten Arvigo-Therapeuten: ▶ http://www.arvigotherapy.com/practitioners.

Literatur

Arvigo Institute, Zubrod DJ et al (Hrsg) (2014) Journeys in healing. The Arvigo Institute, Antrim

Kramp ME (2012) Combined manual therapy techniques for the treatment of women with infertility: a case series. J AM Osteopath Assoc 112:680–684

Pritschow H, Schuchhardt C (2010) Lymphedema – Management and complete physical decongestive therapy. WPV, Köln

Zart B (2013) Die Fruchtbarkeitsmassage. Der sanfte Weg zur Empfängnis. Irisiana, München

7

Die Lage der Gebärmutter

© Springer-Verlag GmbH Deutschland, ein Teil von Springer Nature 2019
A. M. Jensen, *Kinderwunsch – Wie Physiotherapie helfen kann*,
https://doi.org/10.1007/978-3-662-58277-0_8

Naprapathie ist ein Diagnose- und Behandlungssystem der Neuro-Skeletomuskulär-Medizin, in dem hauptsächlich manuelle Behandlungstechniken angewendet werden.

In mehreren der alternativen fertilitätsfördernden Methoden spielt die Lage der Gebärmutter eine wichtige Rolle bei der Diagnostik und Behandlung der weiblichen Unfruchtbarkeit, wie z. B. in der Arvigo-Methode (The Arvigo Techniques of Maya Abdominal Therapy). Die Begründerin dieser Methode, Rosita Arvigo, ist eine amerikanische Naprapathin und Herbalistin, die viele Jahren bei den Mayas in Belize verbracht hat, um die traditionellen Behandlungsmethoden des Naturvolkes zu studieren, darunter auch ihre Methoden zur Behandlung weiblicher Infertilität (Arvigo Institute et al. 2014).

Es scheint leider keine wissenschaftlichen Studien zu geben, die den Effekt der Arvigo-Methode und die Bedeutung der Lage des Uterus auf die Fertilität untersucht haben. Wir wissen jedoch, dass die freie Beweglichkeit und die Kontraktilität der Gebärmutter sowohl für die natürliche Befruchtung als auch bei der Implantation von besonderer Bedeutung sind (Bulletti et al. 2000; Bulletti und de Ziegler 2006). Wir vermuten, dass eine Veränderung der Lage der Gebärmutter zu einer unerwünschten Einschränkung ihrer Beweglichkeit führen kann, insbesondere wenn der Uterus im kleinen Becken geknickt und gequetscht ist.

Nach meinen persönlichen Erfahrungen befinden sich unter den infertilen Frauen, die meine Workshops in Kopenhagen besuchen, überdurchschnittlich viele mit einer retrovertierten bzw. retroflektierten (rückwärts geneigten bzw. geknickten) Gebärmutter. Obwohl nur ungefähr 20 % der weiblichen Normalbevölkerung eine retrovertierte-retroflektierte Gebärmutter haben sollen (Impey 2003), sind es in meinen Fertilitätsgruppen oft fast die Hälfte, manchmal sogar mehr. Deshalb benutze ich bei meiner Arbeit oft Behandlungstechniken aus der Arvigo-Methode, die diesen Frauen dazu helfen sollen, die Gebärmutter aus der versetzten Position zurück in ihre natürliche Lage zu bringen, wo sie schön ausgestreckt über der Blase ruht.

8.1 Die natürliche Lage der Gebärmutter

Die häufigste Lage der Gebärmutter ist die leichte Vorwärtsneigung von Gebärmutterkörper und Gebärmutterhals über der Blase und mit einem Winkel von 90 Grad zur Vagina. Das betrifft ca. 80 % aller Frauen (Impey 2003). Das umgebende Bindegewebe, der Beckenboden, die übrige Beckenmuskulatur und vor allem die Bänder sichern, dass die Gebärmutter in ihrer Position verbleibt. Alle diese Strukturen sind elastisch und bis zu einem gewissen Grad kontraktil, das heißt, sie können sich zusammenziehen und wieder entspannen. Die Gebärmutter ist also nicht konstant starr in ihrer Position, sondern schwebend oder hängend und kann sich während des gesamten Zyklus in verschiedene Richtungen bewegen (Bulletti und de Ziegler 2006; Impey 2003).

8.2 Die retrovertierte oder retroflektierte Gebärmutter

Bei ca. 20 % aller Frauen liegt die Gebärmutter rückwärtsgeneigt (retrovertiert) oder nach hinten abgeknickt (retroflektiert). Das bedeutet, dass der Winkel zwischen Gebärmutter und Vagina 180 Grad oder mehr beträgt. Die retrovertierte Position, bei der die Gebärmutter sich gegen Rektum bzw. das Kreuzbein lehnt, aber weiterhin relativ ausgestreckt ist, wird in sich wahrscheinlich keine Probleme bei einer Befruchtung bereiten. Die Gebärmutter kann sich problemlos bewegen und zusammenziehen, wenn sie das Endometrium ausstoßen muss. Der Winkel zwischen dem Gebärmutterkörper und der Cervix ist ohne Knick, sodass immer noch eine gute Passage für die Samenzellen und das Endometrium vorhanden ist. Die Gebärmutter drückt jedoch mehr auf den Darm, als sie es bei einer normalen bzw. antevertierten Position tun würde. Dies kann zudem abwechselnd Verstopfung und Verstopfungsdurchfall verursachen, besonders in den Tagen vor der Menstruation, wo die Gebärmutter zur dreifachen Größe heranwächst. Auch Kreuzschmerzen und Regelbeschwerden können vorkommen. Oft erzeugt der retrovertierte Uterus aber keine Symptome (Knörr et al. 1972).

Laut Arvigo kann aber eine Retroflexion der Gebärmutter größere Probleme für die Erfüllung ihrer Funktionen und damit für die Fertilität der Frau verursachen. In der retroflektierten Position ist der Körper der Gebärmutter zwischen Blase, Cervix und Darm abgeknickt und eingeklemmt (◘ Abb. 8.1). Dadurch wird ihre

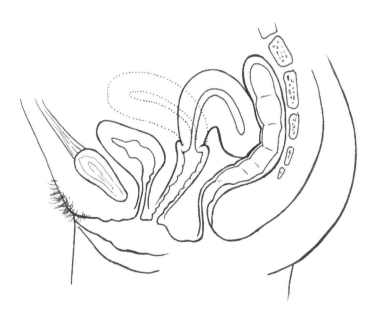

◘ **Abb. 8.1**   Die rückwärtsgebeugte Gebärmutter (Retroflexion)

freie Beweglichkeit eingeschränkt. Das kann diese drei Probleme verursachen:

1. Die Gebärmutter hat es schwer, sich zusammenzuziehen, wenn sie das Endometrium während der Menstruation ausstoßen soll. Wenn sie sich zusammenzieht, verstärkt sich der Knick im Körper der Gebärmutter noch, mit der Folge, dass das Gewebe aus dem obersten Teil des Endometriums nicht komplett herausgeschoben werden kann und ein Rest bis zur nächsten Menstruationsperiode in der Gebärmutter verbleibt.

2. Der Knick in der Gebärmutter kann ihre aufwärtsgerichteten, wellenartigen Bewegungen in ihrer proliferativen Phase nach der Menstruation und bis zum Eisprung behindern. Dadurch verlieren die Samenzellen ihre wichtigste Unterstützung auf ihrer Reise in den Fundus (◘ Abb. 3.1) und weiter in die Eileiter.

3. Die eingeklemmte Gebärmutter erzeugt Druck und Zug in dem sie umgebenden Gewebe. Nerven, Adern, Lymphbahnen und -knoten, die Eileiter, der Darm, die Blase und vielleicht auch die Eierstöcke können von der Retroflexion geklemmt oder gezogen werden. Das wiederum kann eine verschlechterte Durchblutung, Störungen der Darmfunktion und der Nerven, einen schlechteren Lymphfluss usw. verursachen (Knörr et al. 1972).

Wenn Sie eine retroflektierte Gebärmutter (◘ Abb. 8.1) haben, werden Sie Ihren Unterleib oft als aufgebläht und geschwollen empfinden. Besonders in den Tagen vor der Menstruation, wenn die Gebärmutter den Unterleib stark ausfüllt. Sie werden in der Regel Menstruationsschmerzen erleben, vielleicht sogar Krämpfe. Auch prämenstruelle Schmerzen können vorkommen, ebenso Verstopfung bzw. Verstopfungsdurchfall („paradoxe Diarrhö") aufgrund des Druckes auf den Darm. All das kann ein generelles Gefühl von Müdigkeit und Unpässlichkeit erzeugen, vielleicht verbunden mit Kopfschmerzen. Auch beim Stuhlgang können Sie Schmerzen haben, besonders wenn es Verwachsungen zwischen der Gebärmutter und dem Darm gibt, z. B. als Folge von Narbengewebe nach früheren Entzündungen, Infektionen oder Operationen in diesem Bereich.

Ihre Menstruation wird oft mit dem Ausscheiden alten, bräunlichen Blutes beginnen. Das ist laut Arvigo Blut, dass sich seit der letzten Menstruation in Ihrer Gebärmutter befunden hat, da der Knick es der Gebärmutter schwerer macht, das ganze Endometrium auszustoßen. Altes Blut während des gesamten Zyklus in der Gebärmutter zu haben, stellt nach Arvigo ein großes Problem für die Fruchtbarkeit einer Frau dar, denn eine befruchtete Eizelle – egal, ob sie auf natürlichem Weg befruchtet oder eingesetzt wurde – wird versuchen, sich in das alte Blut einzunisten, weil das Endometrium hier am dicksten ist. Es ist sauerstoffloses Blut ohne Nährstoffe. Hier würde die Eizelle absterben und bei der nächsten Menstruation ausgestoßen werden.

Eine retroflektierte Gebärmutter kann angeboren sein. Andere Ursachen können Bänderschäden nach einer Geburt oder einem Trauma (z. B. einem Autounfall) sein, auch Verwachsungen aufgrund von Narbengewebe nach Infektionen, Entzündungen oder Traumata, Haltungsprobleme, Asymmetrien im Becken oder unvorteilhafte Sitzgewohnheiten sind möglich. Zu viele Stresshormone im Körper, die die Gebärmutter und die umliegende Muskulatur, die Faszien und Bänder dazu bringen, sich zusammenzuziehen, können wahrscheinlich ebenfalls solche Veränderungen in der Lage des Uterus hervorrufen.

Wenn Sie sich fragen, ob Sie eine retroflektierte Gebärmutter haben, sprechen Sie Ihren Gynäkologen bzw. Fertilitätsarzt bei der nächsten Ultraschalluntersuchung darauf an. Sie können auch bei Ihrer nächsten Menstruation sehr genau auf Ihre Symptome achten. Diese geben sehr häufig ein gutes Bild von der Lage Ihrer Gebärmutter.

Zusammengefasst sind die Symptome bei einer retroflektierten Gebärmutter:

- Menstruationsschmerzen
- Prämenstruelle Schmerzen (PMS)
- Tendenz zur Verstopfung
- Aufgeblähter und geschwollener Unterleib
- Beginn der Menstruation mit der Ausscheidung von altem, bräunlichem Blut
- Rückenschmerzen im Lendenbereich

8.3 Die antevertierte oder anteflektierte Gebärmutter

Die antevertierte (vorwärtsgeneigte) Position, bei der die Gebärmutter über der Blase ruht, ist, wie gesagt, die üblichste Position. Circa 80 % aller Frauen haben eine solche. Hier funktioniert die Gebärmutter gut. Die Frauen haben keine Symptome, die sich durch die Lage der Gebärmutter erklären lassen. Wenn diese jedoch anteflektiert (nach vorn abgeknickt) ist (◘ Abb. 8.2) – also zur Blase hin heruntergezogen liegt mit einem Knick in ihrem Hohlkörper –, wird die Frau häufig einen erhöhten Druck auf die Blase spüren. Sie wird vermutlich über häufigen Harndrang klagen, besonders vor und während der Menstruation. Sie wird sich daran gewöhnt haben, die Blase 8- bis 16-mal am Tag leeren zu müssen – auch in der Nacht, denn die Blase ist gestresst und gepresst und der Entleerungsreflex ist hyperaktiv geworden.

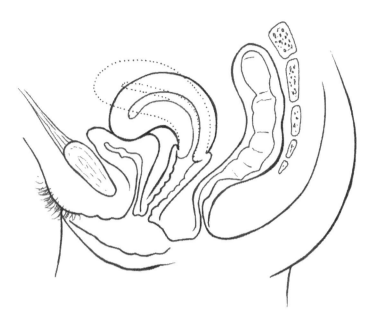

8

◘ **Abb. 8.2**   Die vorwärtsgebeugte Gebärmutter (Anteflexion)

Auch die anteflektierte Gebärmutter kann dazu neigen, während der Menstruation nicht das gesamte Endometrium auszustoßen, besonders wenn es zu Verwachsungen zwischen der Gebärmutter und der Blase gekommen ist. Besonders Frauen, die einen Kaiserschnitt oder einen ähnlichen Eingriff am Unterleib erlebt haben, können problematisches verwachsenes Gewebe zwischen Gebärmutter und Blase besitzen. Aber auch Endometriose-Patientinnen und Frauen, die unter häufigen Blasenentzündungen gelitten haben, werden solche Probleme kennen. Eine Frau mit einer anteflektierten Gebärmutter wird ihre Menstruation ebenfalls mit altem, bräunlichem Blut beginnen und über leichte Schmerzen vor und während der Menstruation klagen.

Als Ursachen für eine anteflektierte Gebärmutter können über Verwachsungen hinaus auch Einwirkungen von Gewicht am oberen Teil der Gebärmutter (Fundus) genannt werden. Dies können Fettgewebe, Fibrome, Zysten oder Darminhalt sein, die auf dem Fundus liegen und ihn nach unten drücken. Genauso kann es sein, dass die Frau zu viel hüpft und läuft, wenn die Gebärmutter schwer ist – also vor und während der Menstruation, während der Schwangerschaft und/oder direkt nach der Geburt – und der Beckenboden und die Bauchmuskulatur nicht stark genug sind, um die Beckenorgane zu stützen.

Zusammengefasst sind die Symptome bei einer vorwärtsgebeugten Gebärmutter:
- Häufiger Harndrang
- Beginn der Menstruation mit einer Blutung von altem, bräunlichem Blut

▬ Häufige Blasen- bzw. Harnwegsinfektionen
▬ PMS und Menstruationsschmerzen

8.4 Die nach links oder rechts geneigte Gebärmutter

In seltenen Fällen sieht man Frauen mit einer Gebärmutter, die nach rechts oder links geneigt ist. Eine solche Position wirkt sich meistens nicht auf die Fertilität aus. Wenn die Rotation jedoch einen Knick im Gebärmutterhals verursacht, ist die Passage laut Arvigo durch den Gebärmutterhals für die Samenzellen wie auch für das Endometrium verengt. Die Gebärmutter kann zudem auf die Nerven des Beines drücken, was Schmerzen, Müdigkeit, Unruhe und Krampfadern im jeweiligen Bein hervorrufen kann. Die nach links oder rechts geneigte Gebärmutter kann auch den Darm beeinträchtigen und einen schlechten Durchgang im jeweiligen Eileiter mitverursachen (Arvigo Institute et al. 2014).

8.5 Die Gebärmuttersenkung

Bei einer Gebärmuttersenkung (Descensus uteri) sinkt die Gebärmutter nach unten in die Scheide hinein. Es kann sich um eine fast unbedeutende Absenkung handeln, die keine Symptome verursacht. Es kann aber auch ein größerer Prolaps (Gebärmuttervorfall) sein, bei dem ein größerer Teil oder sogar der gesamte Uterus in die Scheide gesunken ist. Die Senkung ist häufig Folge heftiger und langer Geburten und tritt deshalb selten bei primär Infertilen auf. Das Problem haben eher sekundär Infertile, also solche Patientinnen, die schon Geburt(en) hinter sich haben.

Ich habe keine wissenschaftlichen Studien gefunden, die einen Zusammenhang zwischen dem Grad der Absenkung und der Fertilität einer Frau aufzeigen. Wenn die Gebärmutter in die Vagina gesunken ist, kann sie jedoch Probleme beim Sex verursachen. Wenn Sie durch eine Gebärmuttersenkung beeinträchtigt sind, kann es eine gute Idee sein, beim Hausarzt, Gynäkologen und/oder einem Physiotherapeuten mit einer Spezialisierung auf gynäkologischem/obstetrischem Gebiet Hilfe zu suchen, bevor Sie versuchen, wieder schwanger zu werden.

Denken Sie daran, Ihren Beckenboden zu trainieren, und vermeiden Sie, zu viel zu laufen und zu hüpfen, wenn Sie eine abgesenkte Gebärmutter haben. Vermeiden Sie außerdem schweres Tragen, besonders wenn Ihr Beckenboden schwach ist, was bei einer Gebärmuttersenkung meistens zutrifft.

8.6 Behandlung und Selbstbehandlung zur Verbesserung der Gebärmutterposition

Bei der Behandlung einer verlagerten Gebärmutter versuchen wir Physiotherapeuten zuallererst die Ursachen zu ermitteln. Was ist es, das die Gebärmutter in der unerwünschten Position festhält? Ist es Narbengewebe, ein strammes Bindegewebe oder eine schlechte Haltung? Sind es schlechte Sitzgewohnheiten, muskuläre Verspannungen oder Bänderschäden? Oder ist die Position angeboren? Ausgehend von einer Anamnese und dem Untersuchungsbefund wählen wir unsere Behandlung. Es kann sein, dass wir mit dem Lösen von Narbengewebe beginnen und mit den Sitzgewohnheiten bzw. der Haltung der Patientinnen arbeiten. Vielleicht fehlt der Patientin Muskelkraft, die die Beckenorgane unterstützen könnte, z. B. im Beckenboden oder in den Bauchmuskeln. Dann trainieren wir diese Bereiche.

In den beschriebenen fertilitätsbeeinträchtigenden Positionen ist die Gebärmutter ganz oder teilweise nach unten gefallen und/oder klebt am umliegenden Gewebe fest. Egal also, welche Position Ihre Gebärmutter hat, können Sie damit beginnen, sich in der „Brust-Knie-Position" ein bis mehrere Male täglich zu entspannen (◘ Abb. 8.3).

In der Brust-Knie-Position benutzen wir die Schwerkraft, um der Spitze der Gebärmutter (Fundus) dabei zu helfen, sich Richtung Herz zu bewegen, damit sie sich ausstrecken kann. Egal ob die Gebärmutter nach vorn oder hinten abgeknickt ist, nach rechts oder links rotiert oder abgesenkt ist, möchten wir zuallererst, dass sie sich aufrichtet und leicht angehoben wird. Wenden Sie die Brust-Knie-Position vor allem an den Tagen Ihres Zyklus an, an denen die Gebärmutter am schwersten ist, das heißt kurz vor und während der Menstruation. Zu diesem Zeitpunkt ist die Gebärmutter nämlich am stärksten beeinflussbar, der Zug auf sie ist am größten und die Position hat deswegen den besten Effekt. Umgekehrt ist es auch die Zeit, in der Sie am meisten darauf auf-

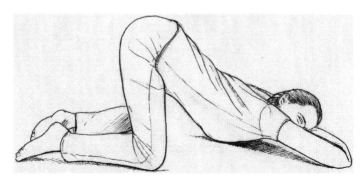

◘ Abb. 8.3 Die Brust-Knie-Position

passen müssen, dass die Gebärmutter nicht noch weiter in die Verlagerung sinkt. Es ist darum davon abzuraten, an diesen Tagen zu laufen und zu springen. Sie sollten ebenfalls vermeiden, lange „zusammengeklappt" zu sitzen, vielleicht sogar mit überkreuzten Beinen. Heben Sie stattdessen mehrmals am Tag Ihr Becken über Ihr Herz, wie in der Brust-Knie-Position, atmen Sie tief durch, drainieren Sie Ihr Becken von überschüssiger Flüssigkeit und achten Sie auf Ihre Sitzgewohnheiten und Ihre Körperhaltung (vgl. ▶ Abschn. 3.4.1 und 3.4.2). Denken Sie auch daran, Ihren Beckenboden zu trainieren.

Es ist natürlich nicht immer so, dass die Brust-Knie-Übung allein eine Verlagerung beheben kann. Verwachsungen nach einer Infektion, einem Trauma oder einer Operation erfordern zusätzliche Behandlungen, um die gewünschte Beweglichkeit der Gebärmutter wiederherzustellen. Aber vielleicht bewirkt die Übung schon ein bisschen mehr Beweglichkeit und einen besseren Blut- und Lymphkreislauf. Das könnte schon genug sein, um Ihre Chancen auf eine Schwangerschaft zu erhöhen, und ist es darum wert, ausprobiert zu werden. Es gibt keine negativen Effekte bei dieser Übung, wenn Sie nur auf Ihren Nacken achtgeben. Vermeiden Sie, die ganze Zeit mit gedrehtem Kopf auf derselben Seite zu liegen. Wechseln Sie die Seiten regelmäßig und/oder liegen Sie mit der Nase Richtung Boden, evtl. mit einem Kissen unter der Brust.

Denken Sie daran, dass die Brust-Knie-Position näher an unserer natürlichen anatomischen Position ist als die sitzende, in der Sie sich vermutlich jeden Tag viele Stunden befinden. Viele Frauen auf der Welt arbeiten täglich in der vornübergebeugten Stellung, z. B. auf dem Feld oder im Haushalt. Die vornübergebeugte Haltung kann für den Rücken anstrengend sein, aber sie ist höchstwahrscheinlich gut für die Fruchtbarkeit. Denken Sie auch daran, dass es nicht nur eine einzige Haltung gibt, die dem Körper guttut. Das Beste ist immer Bewegung, das heißt zwischen Haltungen zu wechseln und alle Potenziale und Fähigkeiten des Körpers zu nutzen. „The best position is your next position", sagt man – die beste Haltung ist immer die nächste.

Literatur

Arvigo Institute, Zubrod DJ et al (Hrsg) (2014) Journeys in healing. The Arvigo Institute, Antrim

Bulletti C, de Ziegler D (2006) Uterine contractility and embryo implantation. Curr Opin Obstetr Gynecol 18:473–484

Bulletti C et al (2000) Uterine contractility during the menstrual cycle. Hum Reprod 15(Suppl 1):81–89

Impey L (2003) Obstetrik og Gynækologi. FADL, Kopenhagen

Knörr K et al (1972) Lehrbuch der Gynäkologie. Springer, Berlin/Heidelberg

Training zur Fertilitätsförderung

© Springer-Verlag GmbH Deutschland, ein Teil von Springer Nature 2019
A. M. Jensen, *Kinderwunsch – Wie Physiotherapie helfen kann*,
https://doi.org/10.1007/978-3-662-58277-0_9

Die Bewegungsanleitung ist ein wesentlicher Bestandteil in der täglichen Arbeit der meisten Physiotherapeuten. Viele wichtige Untersuchungen und große Bevölkerungsumfragen wurden in den letzten Jahren durchgeführt, die Physiotherapeuten dabei helfen, ihre subfertilen Patientinnen und Patienten gezielt und individuell darüber zu beraten, welche Form und welche Menge an Bewegung für sie sinnvoll ist, um ihre Fertilität zu verbessern. Nicht allen Männern und Frauen hilft dasselbe Training. Die Form und Menge des Trainings, die für den Einzelnen optimal sind, hängen vom Gewicht, von eventuellen Diagnosen und dem Lebensstil ab.

9.1 Bei Normalgewicht

Die Definition von Fertilität bzw. Fruchtbarkeit ist die Fähigkeit, eine Schwangerschaft voll auszutragen und ein lebensfähiges Kind zu gebären – nicht nur, einen positiven Schwangerschaftstest zu erhalten.

9

Wenn Sie als Frau ein normales Gewicht mit einem Body-Mass-Index (BMI) zwischen 18,5 und 25 haben, könnte es sein, dass Sie zu wenig, zu häufig oder zu hart trainieren. Wenn Sie weniger als eine Stunde pro Woche oder weniger als 10 Minuten am Tag trainieren, reduzieren sich Ihre Chancen, schwanger zu werden. Das wissen wir aus großen Reihenuntersuchungen und kleineren Interventionsstudien (Nielsen et al. 2016; Wise et al. 2012). Denn wenn Sie weniger als eine Stunde in der Woche trainieren, sind Sie wahrscheinlich in schlechter Form. Dies wird einen negativen Einfluss auf Ihre Gesundheit haben, was auch für Ihre Fähigkeit, schwanger zu werden und das Kind auszutragen, gilt (Sundhedsstyrelsen 2011; Mudd et al. 2013). Ein inaktiver Lebensstil und eine schlechte Kondition erhöhen nämlich das Risiko, Schwangerschaftskomplikationen wie z. B. Schwangerschaftsvergiftung, erhöhten Blutdruck und Schwangerschaftsdiabetes zu entwickeln. Diese Komplikationen können zu Fehl- oder Frühgeburten führen (Sundhedsstyrelsen 2011).

Aber bedenken Sie, eine Stunde moderates bis hochintensives Training pro Woche genügt, um nicht mehr in diese Risikogruppe eingestuft zu werden. Man muss natürlich nicht in Topform sein, um schwanger werden zu können. Nach heutigen Erkenntnissen sind 1–4 Stunden moderates bis intensives Training pro Woche die optimale Trainingsmenge für normalgewichtige Frauen mit Kinderwunsch (Nielsen et al. 2016). Moderates bis intensives Training bedeutet, dass Sie sich mit einer Intensität bewegen sollten, bei der es schwer wird, während des Trainings ein Gespräch zu führen. Wenn Sie einer Arbeit nachgehen, bei der Sie viel sitzen, empfehlen wir, über die 10 Minuten Training hinaus mindestens 20–30 Minuten täglich allgemeine physische Aktivität, z. B. Gehen, Fahrradfahren, die Treppe statt Fahrstuhl benutzen, Gartenarbeit, Putzarbeiten usw. Also Tätigkeiten, bei denen sich Ihr Puls leicht erhöht, Sie dabei aber dennoch normal sprechen können. Ohne diese täglichen physischen Aktivitäten würde die Gesamtmenge der sitzenden Aktivitäten in Ihrem Alltag zu hoch werden, auch wenn Sie eine Stunde pro Woche intensiv trainieren würden. Siehe auch ▶ Abschn. 3.4.2 über Körperhaltungen am Arbeitsplatz.

Sind Sie sportlich sehr aktiv, sollten Sie daran denken, dass intensives physisches Training mit mehr als 4 Stunden pro Woche negative Auswirkungen auf die weibliche Fertilität haben kann (Nielsen et al. 2016; Wise et al. 2012). Eine Stunde intensives Training jeden Tag kann für Frauen mit Kinderwunsch zu viel sein. Der Körper muss sich erholen können. Man weiß nicht genau, warum tägliches intensives Training die weibliche Fertilitätsrate reduziert, aber es wird vermutet, dass die Menge an Adrenalin und Kortisol, die während des Trainings ausgeschüttet wird, die Geschlechtshormone beeinflusst und das hormonelle Gleichgewicht stört.

Eine norwegische Studie aus dem Jahr 2009 hat gezeigt, dass Frauen, die mehr als viermal pro Woche intensiv trainieren (also Sportarten mit hoher Pulsfrequenz wie z. B. Spinning und Laufen betreiben) ein zwei- bis dreifach höheres Risiko haben, Fertilitätsprobleme zu bekommen, als Frauen, die ein- bis viermal die Woche trainieren (Gudmundsdottir et al. 2009). Andere Studien berichten davon, dass die Chancen auf ein Kind bei den Frauen, die während einer medizinischer Fertilitätsbehandlung über 4 Stunden pro Woche intensiv trainiert haben, um 40 % niedriger sind. Das intensive Training reduziert die Anzahl lebensfähiger Embryos für den Transfer und senkt die Implantationsrate (Morris et al. 2006).

Wenn Sie im Zweifel sind, ob Sie zu intensiv trainieren, ist es zu empfehlen, während des Trainings eine Pulsuhr zu tragen. Wenn Sie normalgewichtig sind und schwanger werden wollen, versuchen Sie während der Phase der Hormonstimulation bzw. während Ihrer fruchtbaren Tage (19–14 Tage vor dem ersten Zyklustag), Ihren Puls auf maximal 130 zu halten. Das gilt auch in den Tagen während der Implantation (3–5 Tage nach der Eizellentnahme bzw. dem Eisprung). Wählen Sie Bewegungsformen ohne Laufen, Springen und hohen Puls. Die Auswahl bleibt trotzdem groß: Pilates, Yoga, Radfahren, Wandern, Schwimmen, Tanzen usw. An den anderen Tagen Ihres Zyklus können Sie gerne mit höherem Puls trainieren, wenn Sie bei maximal 4 Stunden pro Woche bleiben. Denken Sie daran, dass es ja nur für eine begrenzte Zeit ist. Später können Sie Ihre alten Trainingsgewohnheiten wieder aufnehmen.

Haben Sie Schmerzen im Bewegungsapparat, Menstruationsschmerzen, eine eingeschränkte Beweglichkeit und/oder eine sitzende Tätigkeit, ist es eine gute Idee, Ihr wöchentliches Training mit Mojzisova-Übungen zu ergänzen. Man kann diese Übungen auch als Ersatz für das harte Training einsetzen, wenn es reduziert werden soll. Mojzisova-Übungen können täglich ausgeführt werden, ohne den Körper zu stressen.

Trainingsberatung für Normalgewichtige
- Wählen Sie eine Trainingsform, die Ihnen gefällt und Ihrem Alltag entspricht.
- Trainieren Sie moderat bis intensiv 1–4 Stunden pro Woche.

> — Trainieren Sie nicht jeden Tag intensiv, sondern jeden
>   zweiten oder dritten Tag.
> — Halten Sie Ihren Puls auf maximal 130 beim Training in
>   den Tagen rund um Ihren Eisprung (19–14 Tage vor der
>   Menstruation), der Implantation (3–5 Tagen nach dem
>   Eisprung) und während einer Hormonbehandlung und
>   eines Embryotransfers. Vermeiden Sie Laufen, Hüpfen
>   und schweres Heben 5–6 Tage vor und nach einem
>   Embryotransfer.

9.2 Bei Übergewicht

Sind Sie übergewichtig, sollten Sie eine Bewegungsform wählen, die Ihnen bei der Gewichtsreduktion hilft. Übergewicht kann sowohl die Chancen auf eine Schwangerschaft reduzieren als auch zu Komplikationen während der Schwangerschaft und bei der Geburt führen (Schmidt und Pinborg 2012). Laut einer kanadischen Studie aus dem Jahr 2007 haben Frauen mit einem BMI von 25–30 kg/m^2 eine verringerte Fruchtbarkeitsrate von 8 %, während die Fruchtbarkeitsrate für Frauen mit einem BMI über 30 kg/m^2 um 18 % niedriger ist. Eine Gewichtsreduktion kann Ihre Chancen auf Schwangerschaft also bedeutend erhöhen, besonders wenn Sie schwer übergewichtig sind (Gesink Law et al. 2007).

Mehrere Studien zeigen, dass das Gewicht der Mutter die Gesundheit des Kindes beeinflusst. Sind Sie während der Schwangerschaft übergewichtig, so hat Ihr Kind ein erhöhtes Risiko, mit Herzfehlern, Fehlbildungen im Nervensystem oder einem hohen Geburtsgewicht geboren zu werden (Nielsen et al. 2016; Persson et al. 2017). Deswegen ist es zu empfehlen, Ihre Ernährungs- und Trainingsgewohnheiten umzustellen, bevor Sie versuchen schwanger zu werden.

Eine Medizinstudentin der Kinderwunschklinik in Holbæk in Dänemark hat in den Jahren 2008–2010 eine Studie durchgeführt, in der 182 infertilen Frauen mit einem BMI >27 eine Ernährungs- und Bewegungsberatung zum Zwecke der Gewichtsreduktion angeboten wurde. Von diesen 182 Frauen ist es 142 gelungen abzunehmen. 43 von diesen 182 Frauen (also 24 %) waren beim Abschluss des Projektes auf natürliche Weise schwanger (Johannesen 2011). Es zahlt sich also aus, die Kalorieneinnahme durch Umstellung der Kost zu reduzieren und zugleich die Verbrennung durch Bewegung anzukurbeln. Für Letzteres ist eine Kombination aus Konditionstraining (wie Laufen, Fahrradfahren, Tanzen und Schwimmen) und Muskelaufbau durch Krafttraining zu empfehlen. Aber sorgen Sie dafür, dass Sie Bewegungsarten finden, die Ihnen auch Spaß bringen. Das macht es wesentlich leichter dranzubleiben.

Sind Sie bereits in medizinischer Fertilitätsbehandlung, so sollten Sie während der Zeit der Eizellentnahme und Implantation nicht zu hart trainieren. In diesen Tagen sind schweres Heben und ein hoher Puls zu vermeiden. Die Mojzisova-Übungen können Sie an allen Tagen machen, auch in den ersten 3 Monaten Ihrer Schwangerschaft.

9.3 Bei PCOS

Leiden Sie an PCOS (polyzystischem Ovarialsyndrom), ist regelmäßiges Trainieren und Bewegung besonders wichtig. PCOS ist eine hormonelle Störung, die ungefähr jede siebte Frau im gebärfähigen Alter betrifft. Es ist eine der häufigsten Ursachen für weibliche Unfruchtbarkeit in Europa. Das Hauptproblem für PCOS-Patientinnen ist die herabgesetzte Sensibilität gegenüber Insulin (Insulinresistenz). 75 % der normalgewichtigen und 95 % der übergewichtigen Frauen mit PCOS entwickeln eine Insulinresistenz (Stepto et al. 2013). Insulin ist ein Hormon, das in der Bauchspeicheldrüse produziert wird und unter anderem die Aufgabe hat, Zucker vom Blut in das Muskelgewebe zu transportieren, wo er bei Bewegung verbrannt wird. Eine herabgesetzte Sensibilität gegenüber Insulin bedeutet, dass die Insulinrezeptoren geschwächt sind und es deswegen schwierig ist, Zucker in den Muskeln aufzunehmen. So verbleibt dieser im Blut, wodurch der Blutzuckerspiegel steigt. Dadurch wird aber die Bauchspeicheldrüse weiter stimuliert, Insulin zu produzieren. Das erhöhte Insulinniveau beeinträchtigt die Hypophyse bei der Ausschüttung der Geschlechtshormone LH (luteinisierendes Hormon) und FSH (follikelstimulierendes Hormon). Diese Störung im hormonellen Gleichgewicht führt dazu, dass sich die Eizellen nicht richtig entwickeln und nicht reif sind, wenn der Eisprung stattfindet. Die unreifen Eibläschen verbleiben als Zysten in den Eierstöcken – das Syndrom wird deshalb als polyzystisches Ovarialsyndrom bezeichnet (Bisgaard und Dela 2017; Stigsby und Hartvig 2014). Frauen mit PCOS haben oft sehr unregelmäßige Menstruationen, eine Tendenz zum Übergewicht und eine erhöhte Menge des männlichen Hormons Testosteron im Blut. Sie fühlen sich oft müde und haben ein großes Verlangen nach Zucker. Sie haben oft wenig Lust und Energie, Sport zu treiben. Es fällt ihnen schwer, auf Süßes zu verzichten. Sie riskieren dadurch, in einen Teufelskreis zu gelangen, in dem der Blutzucker und dadurch auch das Insulinniveau weiter steigt und die Ausschüttung der reproduktiven Hormone noch mehr gestört wird. Gesund essen und trinken und regelmäßige Bewegung sind deshalb wesentlich für PCOS-Patientinnen, wenn sie aus diesem Kreislauf herauskommen und schwanger werden möchten. Kontaktieren Sie eventuell einen Ernährungsberater, um Hilfe bei der Zusammenstellung der richtigen Diät zu bekommen.

Denken Sie daran: Sie sind nicht „hoch infertil", nur weil Sie PCOS haben. Folgen Sie den Ernährungs- und Bewegungsanleitungen und Sie haben gute Chancen, schwanger zu werden.

Training für übergewichtige Frauen und Frauen mit PCOS

- Wählen Sie eine Trainingsform, die Ihnen gefällt und Ihrem Alltag entspricht.
- Trainieren Sie 4- bis 5-mal die Woche moderat bis intensiv, mindestens ½ Stunde pro Tag oder 150 Minuten pro Woche.
- Kombinieren Sie Konditionstraining mit Krafttraining. Trainieren Sie gerne schwer und mit hohem Puls.
- Wenn Sie in medizinischer Fertilitätsbehandlung sind, halten Sie in den Tagen vor und nach dem Embryotransfer beim Trainieren Ihren Puls auf maximal 130.

9.4 Bei Untergewicht

Wenn Sie untergewichtig sind bzw. einen BMI <18,5 haben, sollten Sie aufpassen, dass Sie nicht zu viel trainieren. Besonders wenn Sie dazu neigen, zu wenig zu essen. Wenn der Körper ohne Fettreserven ein Energiedefizit hat bzw. mehr Energie verbrennt, als ihm zugeführt wird, wird sein Hormonhaushalt gestört. Es besteht das Risiko, dass er mit Amenorrhö (Ausbleiben der Menstruation) oder Oligomenorrhö (unregelmäßige Menstruation, das heißt weniger als 6–8 Menstruationen im Jahr) reagiert. Beides ist ein Hinweis darauf, dass kein Eisprung stattfindet, was der Grund für Kinderlosigkeit sein kann (Köpp et al. 1997; Hasan und Kilick 2003).

Sind Sie untergewichtig und haben keine oder sehr unregelmäßige Menstruationen, empfehle ich, eine Ernährungs- und Trainingsveränderung mit einer Lasertherapie zu ergänzen. Es könnte Ihnen helfen, mehr Energie in die Zellen Ihrer reproduktiven Organe zu bekommen (El Faham et al. 2018). Maßgeblich ist aber, dass Sie anfangen, genügend Kalorien zu sich zu nehmen und Ihr intensives Training herunterzufahren. Versuchen Sie Ihr Kraft- und Konditionstraining für ein paar Monate zu unterbrechen. Bleiben Sie bei sanfteren Trainingsformen wie z. B. Yoga, Radfahren, Schwimmen und Spazieren.

In meine Praxis in Kopenhagen kommen viele Frauen mit ausbleibender Regelblutung, die untergewichtig sind und zeitweise auch mit Essstörungen kämpfen. Ich habe gute Erfahrungen mit dieser Patientinnengruppe gemacht. Es sind in der Regel sehr willensstarke Frauen, die gut darin sind, ihre Lebensgewohnheiten zu verändern und die Kontrolle über ihre Ernährung zurückgewinnen, wenn sie den Wunsch entwickelt haben, schwanger zu werden. Ich lade sie immer dazu ein, an meinem Mind/Body-Gruppentraining teilzunehmen, was ein Teil der Arbeit an der Veränderung ihrer sportlichen Gewohnheiten ist. Ich biete ihnen zudem eine bis zwei Laserbehandlungen pro Woche an. Nach 3–4 Monaten beginnen die Patientinnen in der Regel wieder zu menstruieren. Wenn ihr Partner eine gute Samenqualität hat, werden diese Frauen oft innerhalb der nächsten 5–8 Monate schwanger.

9.5 Trainingsanleitung für Männer

In den letzten Jahren haben sich umfassende Studien damit beschäftigt, wie physische Aktivität bzw. Inaktivität auf die Samenqualität wirkt. Die Resultate in diesem Bereich ähneln denen für Frauen. Inaktivität, Übergewicht, aber auch übertriebene physische Aktivität beeinflussen die Fertilität negativ. Es sieht aber so aus, als ob die männliche Samenproduktion nicht so anfällig auf übermäßiges Training reagiert wie der weibliche Zyklus. Männer können härter und häufiger trainieren, bevor sich ihre Samenqualität verschlechtert. Bei Inaktivität geschieht dies deutlich schneller. Auf dem Sofa sitzen und viele Stunden täglich fernsehen ist für Sie als Mann fast genauso schädlich wie Rauchen. Wenn Sie 5 Stunden am Tag oder mehr fernsehen, können Sie damit rechnen, dass sich Ihre Samenqualität um 40 % verringert – auch wenn Sie sonst gesund leben (Priskorn et al. 2016). Es ist also wirklich wichtig, dass Sie nicht so viel Zeit auf der Couch vor dem Fernseher verbringen, besonders wenn Sie auch noch eine Arbeit haben, in der Sie sich wenig bewegen. Vorteilhaft für eine gute Samenqualität ist demnach, sich durch mäßiges bis intensives physisches Training mindestens 1–2 Stunden pro Woche fit zu halten. Aber Sie können gerne auch häufiger trainieren. Wenn Sie eine Tätigkeit ausüben, bei der Sie wirklich viel sitzen, empfehlen wir, dass Sie über das Training hinaus jeden Tag mindestens 20–30 Minuten allgemein physisch aktiv sind.

Sind Sie **normalgewichtig** und trainieren Sie bereits 1–8 Stunden pro Woche, ist es nicht zu erwarten, dass Sie Ihre Samenqualität durch eine Änderung Ihrer Trainingsgewohnheiten wesentlich verbessern können. In solchen Fällen sind andere Aspekte Ihres Lebensstils wie z. B. Ernährung, Rauchen, Alkohol- und Koffeinkonsum und andere zu betrachten.

Versuchen Sie als Mann nicht mehr Alkohol zu trinken als 10–12 Einheiten in der Woche. Das entspricht 10–12 Flaschen Bier à 0,33 l mit 4,6 Promille Alkohol oder ungefähr 2 Flaschen Wein pro Woche. Vermeiden Sie die Einnahme großer Mengen Alkohol innerhalb kurzer Zeit. Trinken Sie nicht mehr Alkohol als 5 Einheiten auf einmal (Nielsen et al. 2016). Das Gesundheitsamt in Dänemark empfiehlt, dass Frauen, die schwanger werden wollen, gar keinen Alkohol zu sich nehmen. Zumindest sollten sie nicht mehr als 6 Einheiten Alkohol in der Woche trinken, wenn Sie schwanger werden möchten. Männer können offensichtlich mehr vertragen.

Seien Sie auch bei der Einnahme von Koffein vorsichtig. Obwohl hier noch kein eindeutiger Nachweis erbracht worden ist, wie Kof-

9

Oxidation bedeutet eigentlich Elektronenabgabe. Bezogen auf den menschlichen Körper ist sie ein chemischer Prozess in unseren Zellen, bei dem Sauerstoff mit anderen Stoffen reagiert. **Oxidativer Stress** kann als Ungleichgewicht im Körper beschrieben werden, bei dem die Menge an freien Radikalen größer ist als die Menge an Antioxidanzien, die die freien Radikale in Schach halten sollen. Oxidativer Stress kann eine Ursache für eine erhöhte DNA-Fragmentierung in den Samenzellen sein, welche man häufig bei Rauchern und übergewichtigen bzw. inaktiven Männern sieht (Palermo und Sills 2018). Oxidativer Stress wird unter anderem behandelt durch Einstellen des Rauchens, regelmäßiges Training und eine Ernährung, die reich an Antioxidanzien ist. Besonders viele davon gibt es in buntem Gemüse und Obst, z. B. in Beeren, roter Bete, Möhren, Spinat, Paprika, Tomaten und Brokkoli. Auch grüner Tee und Nüsse sind reich an Antioxidanzien.

fein auf die Fruchtbarkeit wirkt, empfehlen wir den täglichen Konsum auf maximal 300 mg Koffein zu beschränken. Dies entspricht 3 Tassen gewöhnlichen schwarzen Filterkaffees (eine Tasse = 2,5 dl). Denken Sie daran, dass auch Cola, Schokolade und Energy-Getränke Koffein enthalten (Domar et al. 2015; Nielsen et al. 2016).

Überlegen Sie außerdem, ob Ihnen Vitamin D, Zink oder Selen fehlen könnten, da diese Vitamine und Mineralien allem Anschein nach für die Samenqualität von Bedeutung sind. Eine gesunde Ernährung mit viel Gemüse, Obst, Vollkornprodukten, Fisch, Krustentieren und Geflügel ist für Frauen und Männer wichtig, wenn Sie Ihre Chancen auf eine Schwangerschaft verbessern möchten. Männer haben zudem besonders darauf zu achten, dass sie genug Antioxidanzien durch ihre Mahlzeiten aufnehmen. Antioxidanzien finden sich in Gemüse-, Obst- und Vollkornprodukten, aber auch in grünem Tee, Rotwein und dunkler Schokolade. Beim Alkoholkonsum ist es also besser, Wein statt Bier oder Schnaps zu trinken (Gaskins und Chavarro 2017; Schmidt und Pinborg 2012). Sorgen Sie auch dafür, dass Sie genug ungestörten Schlaf bekommen. Und Sie wissen sicherlich schon, dass Rauchen sehr schädlich für Ihre Spermienqualität sein kann (Nielsen et al. 2016; Palermo und Sills 2018; Schmidt und Pinborg 2012).

Wenn Sie als Mann normal- oder untergewichtig sind und sehr viel trainieren, sollten Sie beachten, dass Sie auch zu viel trainieren können. Besonders Radfahren kann einen negativen Einfluss auf die Samenproduktion bzw. -qualität haben. Nach Wise et al. (2012) kann sich nämlich sowohl das Volumen als auch die Motilität des Samens verringern, wenn der Mann mehr als 5 Stunden in der Woche Rad fährt. Diese Beobachtung bestätigt eine neuere Studie, in der Forscher die Samenqualität von professionellen Radlern untersucht haben. Sie fanden bei ihnen eben diese Reduktion des Volumens und der Motilität, darüber hinaus auch mehr Zellen mit abnormaler Morphologie, das heißt deformierte Samenzellen (Kipandula und Lampiao 2015). Dies mag eher auf die Kompression vom Sattel und/oder auf die Erhitzung der Hoden als auf übermäßiges Training zurückzuführen sein, also auf die Sportart selbst.

Die Temperatur in den Hoden sollte etwa 2 Grad niedriger sein als die Körperkerntemperatur. Achten Sie deshalb darauf, dass die Hoden nicht erhitzt werden. Das gilt auch, wenn Sie die Sitzheizung im Auto benutzen, Mobiltelefone in der Hosentasche haben oder enge Beinkleidung tragen. Hier ist die Forschung jedoch nicht eindeutig.

Wenn Sie Langstreckenlauf wie z. B. Marathon betreiben und eine herabgesetzte Samenqualität haben, sollten Sie erwägen, die Intensität des Trainings zu reduzieren. Intensives Lauftraining, das heißt >80 % des Trainings mit maximaler Sauerstoffaufnahme (VO_2max), viele Stunden wöchentlich und über mehrere Monate oder Jahre, hat sich als negativer Einfluss auf die Samenqualität erwiesen. Es ist individuell sehr unterschiedlich, wie viel Intensivtraining ein Mann vertragen kann, bevor es sich negativ auf seine Gesundheit bzw. seine Samenqualität auswirkt. So ist es auch mit dem Rauchen, mit Koffein und Alkohol. Es wird immer jemanden geben, der mehr verträgt als andere. Das hat epigenetische Ursachen. Wenn Sie aber eben mehr als 60 km pro Woche laufen oder ein Intensivtraining von mehr als 8–9 Stunden wöchentlich durchführen, ist die Wahrscheinlichkeit hoch, dass dies zu viel für Ihre reproduktiven Funktionen ist (Jozkow und Rossato 2017). Reduzieren Sie Ihr Training oder legen Sie eine Trainingspause ein, während Sie versuchen, mit Ihrer Partnerin schwanger zu werden. Ein Übertrainieren erzeugt nämlich keine Dauerschäden. Ihre Samenqualität wird sich wahrscheinlich innerhalb weniger Monate verbessern, vorausgesetzt das Übertrainieren war die Ursache für die verringerte Qualität. Später können Sie ja wieder zu Ihren alten Trainingsgewohnheiten zurückkehren, wenn es das Familienleben zulässt.

Im Gegensatz dazu kann die Einnahme von anabolen Steroiden eine langwierige Schädigung Ihrer Samenqualität bewirken. Vermeiden Sie deshalb die Einnahme aller Formen von leistungssteigernden Mitteln (Nielsen et al. 2016).

Sind Sie **übergewichtig** (BMI >25) und relativ inaktiv, ist zu raten, die Kalorienaufnahme abzubauen und Ihren Trainingsumfang und die Trainingsintensität zu erhöhen. Trainieren Sie häufiger – 4- bis 5-mal pro Woche – und kombinieren Sie Konditionstraining mit Krafttraining.

In einer spanischen Studie aus dem Jahr 2016 wurden 90 gesunde, aber inaktive und übergewichtige Männer im Alter von 25 bis 40 (BMI >30) in einer Trainingsgruppe und einer Kontrollgruppe randomisiert. Die Trainingsgruppe trainierte über eine Periode von 16 Wochen 3-mal 35–50 Minuten pro Woche auf Laufbändern. Die Samenqualität dieser Teilnehmer hatte sich nach den 16 Wochen im Vergleich zur Kontrollgruppe deutlich verbessert, sowohl was die Samenmenge als auch was die Motilität der Samenzellen betraf. Gleichzeitig hatte sich die Kondition der Männer in der Trainingsgruppe messbar gesteigert. Diese Männer hatten ihre Sauerstoffaufnahme erhöht und an Gewicht verloren. Die entnommenen Blutproben zeigten auch einen ausgeglicheneren Hormonhaushalt mit einer Steigerung des Testosterons und einer Verringerung des Östradiols u. a. m. (Rosety et al. 2016). Eine erhebliche Verbesserung Ihrer Samenqualität kann also schon nach 3 Monaten Training eintreten, wenn Sie als bisher Übergewichtiger und Inaktiver zu trainieren beginnen. Wenn Sie Ausdauertraining auch noch mit einem spezifischen Beckenbodentraining kombinieren, könnten Sie außerdem eine Verbesserung Ihrer erektilen Funktion und Ihrer Libido erzielen (Ekman 2015; Hackney et al. 2017).

In einer anderen Untersuchung von 2015 der Shiraz University of Medical Sciences (Rafiee et al. 2016), wurde der Einfluss von 6-monatigem regelmäßigem moderatem Training mit dem Effekt einer Einnahme von 1000 mg Vitamin C jeden zweiten Tag verglichen. Man wollte sehen, welche Behandlung die größere Wirkung auf die Samenqualität der Teilnehmer hat. Vitamin C wurde dabei als Antioxidans eingesetzt, da frühere Studien gezeigt haben, dass oxidativer Stress die Samenqualität des Mannes negativ beeinflussen kann. Im Umkehrschluss sollte die Einnahme von Antioxidanzien wie z. B. Vitamin C also positiv wirken.

Die rund 200 Teilnehmer der Studie waren normal- und übergewichtige Männer im Alter von 20–60 Jahren mit einem BMI von 20–35. Zum Beginn des Projektes mussten alle eine Samenprobe nach 3–5 Tagen sexueller Enthaltsamkeit abgeben. Unter den schwer übergewichtigen Männern (BMI 30–35) war die Samenqualität in allen Parametern am schlechtesten, während die Normalgewichtigen die beste Samenproben hatten. Nach 6-monatiger Intervention wurde die Samenqualität wieder nach 3–5 Tagen sexueller Enthaltsamkeit gemessen. Die Resultate der Trainingsgruppe und der Vitamin-C-Gruppe wurden mit denen einer Kontrollgruppe verglichen, die weder trainiert noch Vitamin C eingenommen hatten. In der Gruppe der Männer, die trainiert hatten, wurde eine Verbesserung der Morphologie, der Motilität, des Volumens und der Konzentration der Samenzellen pro ml festgestellt. Außerdem erlebten die Männer in der Trainingsgruppe einen Gewichtsverlust von durchschnittlich 4 kg (3,2–8,1 kg). In der Gruppe der Männer, die Vitamin C eingenommen hatten, konnte in den Proben eine Verbesserung der Motilität und der Konzentration an Samenzellen beobachtet werden, jedoch keine Verbesserung am gesamten Volumen und in der Morphologie. In den Kontrollgruppen konnte nur eine geringe Verbesserung der Motilität der Samen beobachtet werden. Die Ergebnisse deuten also darauf hin, dass die Samenqualität bei normal- und übergewichtigen Männern leicht verbessert werden kann, wenn sie für ausreichend Antioxidanzien wie z. B. Vitamin C in ihrem Körper sorgen. Die effektivere Art der Verbesserung bei den übergewichtigen Männern aber war Training, das auf Gewichtsabnahme zielt. Kombinieren Sie das Training mit einer Ernährungsumstellung, bei der die Kalorieneinnahme reduziert und die Zufuhr von Antioxidanzien gesteigert wird. Ihre Kost sollte vorrangig aus Gemüse, Obst und Vollkornprodukten sowie in geringerem Umfang aus Fleisch, Fett und Kohlenhydraten bestehen. Essen Sie bereits gesund, brauchen Sie keine Nahrungsergänzungsmittel.

Haben Sie **Schmerzen** im Becken oder im Unterleib, sollten Sie Ihren Arzt oder einen darauf spezialisierten Physiotherapeuten aufsuchen. Einige Studien deuten darauf hin, dass zwischen Unterleibsschmerzen bei Männern und verringerter Samenqualität ein Zusammenhang besteht (Conderelli et al. 2017). Es könnte Ihnen jedoch helfen, an Ihrer Haltung, Ihrer Körperhaltung am Arbeitsplatz, Ihren Sitzgewohnheiten, Ihrer Muskelbalance und

Ihrer Mobilität zu arbeiten. Vielleicht benötigen Sie auch Hilfe dabei, Ihre Muskeln im Beckenboden zu entspannen. Mojzisova-Übungen eignen sich nicht nur für Frauen. Sie können auch für Männer hilfreich sein. In diesem Zusammenhang würzen wir die Übungen jedoch mit etwas mehr dynamischem Training der Pomuskeln.

> **Trainingsanleitung für Männer**
> - Finden Sie eine Trainingsform, die Ihnen gefällt.
> - Trainieren Sie 1–8 Stunden pro Woche – gerne etwas mehr, wenn Sie übergewichtig sind und einer sitzenden Arbeit nachgehen, davon aber höchstens 5 Stunden pro Woche Fahrrad fahren.
> - Kombinieren Sie Konditionstraining mit hartem Krafttraining.
> - Sorgen Sie dafür, dass Ihnen ein guter Sattel mit ausreichendem Platz für die Hoden zur Verfügung steht, wenn Sie viel Rad fahren.
> - Vermeiden Sie die Erhitzung der Hoden.
> - Wenn Sie mehr als 8 Stunden wöchentlich intensiven Sport treiben und eine herabgesetzte Samenqualität haben, versuchen Sie das Training zu reduzieren oder eine Zeit lang zu pausieren. Beobachten Sie, ob bereits das die Qualität Ihrer Samenprobe verbessert.
> - Suchen Sie Hilfe, wenn Sie Schmerzen im Becken haben.

9.6 Training im Freien und Vitamin D

Seitdem Vitamin-D-Rezeptoren in den Ovarien, im Endometrium und in den Testikeln gefunden worden sind, ist die Bedeutung dieses Vitamins für die Fruchtbarkeit Gegenstand einer Reihe von Untersuchungen geworden (Gaskins und Chavarro 2017; Nielsen et al. 2016; Yao et al. 2017). Mehrere Studien deuten darauf hin, dass ein Mangel an Vitamin D die Fruchtbarkeit sowohl bei Frauen als auch bei Männern im reproduktiven Alter reduzieren kann. Das Endometrium scheint nämlich Vitamin D zu brauchen, um sich aufbauen zu können. Bei Endometriose-Patientinnen scheint Vitamin D auch entzündungshemmend zu wirken. Frauen mit PCO entwickeln seltener eine Insulinresistenz, wenn Sie einen guten Vitamin-D-Stoffwechsel haben. Bei Männern ohne Vitamin-D-Mangel ist häufiger eine bessere Samenqualität zu sehen, sowohl wenn man die Motilität als auch das Samenvolumen insgesamt misst. Und schließlich wurde eine höhere Erfolgsquote der IVF-Behandlungen bei Paaren gemessen, die gute Vitamin-D-Werte besitzen, als bei Paaren, bei denen ein oder beide Partner niedrige Vitamin-D-Werte aufwiesen. Es gibt

Frauen, die planen schwanger zu werden, sollten keine Stücke von großen Fischen essen, weil diese eine große Menge an Quecksilber und anderen Schwermetallen enthalten können. Quecksilber kann auf die Entwicklung des Embryos schädlich wirken (Brot und Darsø 2010).

9

also gute Argumente dafür, darauf zu achten, dass man genug Vitamin D aufnimmt, wenn ein Kinderwunsch besteht (Gaskin und Chavarro 2017; Lerchbaum und Obermayer-Pietsch 2012; Nielsen et al. 2016; Voulgaris et al. 2017).

In meiner Praxis in Kopenhagen empfehlen wir unseren Fertilitätspatienten immer, ihren Vitamin-D-Wert messen zu lassen, wenn sie den Verdacht haben, dass er nicht hoch genug ist. Vielen Nordeuropäern fehlt nämlich Vitamin D, besonders nach den langen, dunklen Wintermonaten. Ein Vitamin-D-Mangel lässt sich in der Regel schnell und leicht mit Aufenthalt in der Sonne, vernünftiger Kost mit viel fettem Fisch sowie mit Bewegung beheben. In den Wintermonaten, wenn die Sonne niedrig am Himmel steht, empfehlen wir den Patienten auch, Vitamin-D-Präparate als Nahrungsergänzung zu sich zu nehmen.

Vitamin D wird vor allem in der Haut produziert, wenn die Sonne auf uns scheint. Bis zu 90 % des Vitamin D, das wir in unserem Körper haben, stammt aus der Produktion in der Haut. Nur 10–15 % nehmen wir durch unsere Nahrung auf. Darum ist die wirkungsvollste Methode, Vitamin-D-Depots aufzubauen, unsere Haut den Sonnenstrahlen auszusetzen. An einem wolkenlosen Sommertag sind 5–30 Minuten Aufenthalt in der Sonne ausreichend, um unser Depot aufzutanken. Die Dauer hängt vom Hauttyp ab, aber auch von der Tageszeit, zu der wir uns sonnen, und wie viel Haut wir der Sonne aussetzen. Je höher die Sonne am Himmel steht und je heller unser Hauttyp ist, umso schneller ist die Produktion. Man kann nicht zu viel Vitamin D beim Sonnenbaden produzieren, aber man sollte natürlich aufpassen, dass man keinen Sonnenbrand bekommt (Brot und Darsø 2010).

Zunächst einmal lagert sich das Vitamin D in unserer Haut und unserem Fettgewebe ab. Von da wird es langsam und nach Bedarf im Körper freigegeben, auch an den Tagen, an denen wir keine Sonne bekommen. Für Nordeuropäer ist es sehr praktisch, die Depots im Sommer auftanken zu können und von ihnen im Winter zu zehren. Dann steht die Sonne tief am Himmel und die meisten UV-Strahlen werden von der Atmosphäre absorbiert. Auch wenn wir viel fetten Fisch und andere Vitamin-D-reiche Kost essen, kann dies allein den Bedarf nicht decken. Und es scheint, als ob wir Vitamin D nicht länger als 3 Monate speichern können (Brot und Darsø 2010). In den Wintermonaten kann darum ein Urlaub in der Sonne beim Auftanken helfen. Oder man ergänzt mit Vitamin-D-Präparaten, um einen Mangel zu vermeiden.

Gefüllte Vitamin-D-Depots allein sind aber nicht unbedingt genug, um sicherzustellen, dass das Vitamin den gewünschten Effekt auf die reproduktiven Organe hat. Es muss auch aus den Depots im Fettgewebe in den Kreislauf abgegeben werden, sodass es durch das Blut zu den Organen und Muskeln gelangt, wo es umgesetzt werden soll. Einige neuere Studien weisen darauf hin, dass wir einen höheren Vitamin-D-Stoffwechsel haben, wenn wir

Ausdauersport treiben mit Fokus auf Fettverbrennung. Das heißt, wenn wir mit hohem Puls trainieren und dabei die großen Muskelgruppen aktivieren. Steigern wir die Fettverbrennung, wird eine größere Menge an Vitamin D aus unseren Fettdepots in die Blutbahn freigegeben und für unsere reproduktiven Organe zugänglich. Und anderem deshalb ist ein solches Training vor allem für Frauen und Männer mit großen Fettreserven und für Diabetiker und Frauen mit PCOS wichtig (Babaei et al. 2017; Aly et al. 2016; Chomistek et al. 2011).

Der letzte wesentliche Schritt in der Umsetzung des Vitamin D ist sein Transport aus dem Blut in die Muskelzellen. Ein gezieltes Krafttraining bestimmter Muskelpartien kann diesen Transport unterstützen. Eine kleine Tierstudie aus Japan hat gezeigt, dass Krafttraining den Körper dazu anregt, mehr Vitamin-D-Rezeptoren in den Muskeln zu bilden, die trainiert werden (Makanae et al. 2015). Mit mehr Vitamin-D-Rezeptoren in den Muskelzellen können wir das Vitamin dann besser dort aufnehmen, wo es gebraucht wird.

Wenn wir daraus eine Empfehlung für Frauen und Männer, die ihre Fertilität verbessern möchten, ableiten wollen, lässt sich sagen: Trainieren Sie die Muskeln Ihrer reproduktiven Organe, damit sich die Vitamin-D-Umsetzung in ihnen erhöht. Das kann man durch sexuelle Aktivität tun. Orgasmen und Ergüsse erzeugen gute Kontraktionen in unseren reproduktiven Organmuskeln. Ob das aber wirklich Ihre Chancen auf eine Schwangerschaft erhöht, ist bisher nicht wissenschaftlich dokumentiert. Aber es gibt ja eine Menge anderer guter Gründe, sein Sexualleben zu pflegen, mit und ohne Partner.

Wenn Sie Ihren Vitamin-D-Stoffwechsel verbessern wollen, sollten Sie also zuallererst sicherstellen, dass Ihre Depots durch Sonnenlicht und vernünftige Ernährung aufgeladen sind. Dann sollten Sie physisch aktiv sein, sodass das Vitamin D auch in den Blutkreislauf abgegeben wird und in den Zellen ankommt. Training im Freien ist eine wirkungsvolle Art, für einen guten Vitamin-D-Stoffwechsel zu sorgen. Es ist eindeutig einer bloßen Nahrungsergänzung durch Präparate vorzuziehen. Training im Freien kann darüber hinaus dabei helfen abzunehmen, in bessere Form zu kommen, die Knochen zu stärken, froher zu werden und ein ausgeglicheneres hormonelles Gleichgewicht zu bekommen. Denken Sie daran, Training im Freien muss nicht unbedingt Lauftraining sein. Nicht alle Menschen mögen Joggen. Es kann zu anstrengend sein, wenn Sie nah am Eisprung oder an einer Eizellentnahme bzw. Implantation sind. Aber Sie können schwimmen, Rad fahren, reiten, klettern, surfen, im Garten arbeiten, Golf spielen oder einfach nur gehen: wandern, spazieren gehen, Gassi gehen, Power-Walking oder Nordic-Walking betreiben usw.

Gehen ist eine fantastische Form von Bewegung. Es ist schonend für Ihre Gelenke, freundlich zu Ihren Bandscheiben, gut für Ihre Haltung und Ihren Kreislauf und hilfreich für die Verbrennung. Besonders, wenn Sie das Tempo variieren, sodass Sie zwischendurch auch einmal schnell gehen. Die Möglichkeit, einen Spaziergang zu machen, liegt immer vor der Haustür und kostet nichts.

Der dänische Philosoph Sören Kierkegaard schrieb an seine schwächliche Schwägerin:

» Verliere im Leben nie die Lust am Gehen. Ich gehe jeden Tag für mein tägliches Wohlbefinden und gehe gegen jede Krankheit. Ich bin zu meinen besten Gedanken gegangen und ich kenne keinen Gedanken, der so schwer ist, dass man ihn nicht weggehen kann. (Søren Kierkegaard, 1847, übersetzt von Anke Heier)

Wenn Sie an warmen Sommertagen viel Sport unter freiem Himmel treiben, ist es ratsam, sich vor zu viel Sonnenlicht zu schützen, denn zu viel Sonnenstrahlung auf der Haut erhöht bekanntlich das Hautkrebsrisiko. Wenn Sie Sonnencreme zum Schutz verwenden, sollten Sie beachten, dass Cremes mit chemischen UV-Filtern hormonsensitive Substanzen enthalten (Bay et al. 2014; Schiffer et al. 2014). Verwenden Sie deshalb, wenn möglich, mechanische Sonnenblocker, das heißt, bedecken Sie sich mit Kleidung, Hüten und Sonnenbrillen oder verwenden Sie mineralische UV-Filter wie Zinksalbe dort, wo Sie der Sonne am meisten ausgesetzt sind. Oder Sie wählen zumindest eine Creme mit Umweltsiegel. Aber benutzen Sie sie nur, wenn es erforderlich ist. Zu viel Sonnencreme auf der Haut verringert zudem die Fähigkeit des Körpers, selbst Vitamin D zu bilden.

Literatur

Aly YE et al (2016) Effect of exercise on serum vitamin D and tissue vitamin D receptors in experimentally type 2 diabetes mellitus. J Adv Res 7: 671–679

Babaei PB et al (2017) Vitamin D is associated with metabotropic but not neurotrophic effects of exercise in ovariectomized rats. Diabetol Metab Syndr 9:91

Bay K et al (2014) Kemikalier og fertilitet. Miljøprojekt nr. 1620. [Chemicals and fertility. Environmental project no 1620]. Miljøstyrelsen, Kopenhagen

Bisgaard H, Dela F (2017) Fysisk træning hjælper også normalvægtige kvinder med polycystisk ovariesyndrom. [Physical exercise also helps normal weight women with polycystic ovary syndrome]. Ugeskr Læger 179:V11160777

Brot C, Darsø P (2010) Sundhedsstyrelsens anbefalinger vedrørende forebyggelse, diagnostik og behandling af D-vitaminmangel. [The National Board of Health's recommendations regarding prevention, diagnosis and treatment of vitamin D deficiency]. https://www.sst.dk/da/rationel-farmakoterapi/maanedsbladet/2010/maanedsblad_nr_6_juni_2010/forebyggelse_diagnostik_og_behandling_af_d-vitaminmangel. Zugegriffen am 27.10.2018

Chomistek AK et al (2011) Vigorous physical activity, mediating biomarkers, and risk of myocardial infarction. Med Sci Sports Exerc 43:184–190

9

Conderelli RA et al (2017) Chronic prostatitis and its detrimental impact on sperm parameters: a systematic review and meta-analysis. J Endocrinol Investig 40:1209–1218

Domar AD et al (2015) Lifestyle habits of 12,800 IVF patients: prevalence of negative behaviors, and impact of region and insurance coverage. Hum Fertil 18:253–257

Ekman S (2015) Vom Regenwurm zur Anakonda. Frydenlund, Frederiksberg

El Faham DA et al (2018) Has the time come to include low-level laser photo-biomodulation as an adjuvant therapy in the treatment of impaired endometrial receptivity? Lasers Med Sci 33:1105–1114

Gaskins AJ, Chavarro JE (2017) Diet and fertility: a review. Am J Obstet Gynecol 18:379–389

Gesink Law DC et al (2007) Obesity and time to pregnancy. Hum Reprod 22:414–420

Gudmundsdottir SL et al (2009) Physical activity and fertility in women: the North-Trøndelag Health Study. Hum Reprod 24:3196–3204

Hackney AC et al (2017) Endurance exercise training and male sexual libido. Med Sci Ports Exerc 49:1383–1388

Hassan MA, Killick SR (2003) Negative lifestyle is associated with a significant reduction in fecundity. Fertil Steril 81:384–392

Johannesen T (2011) Preconception care – effekten af livsstilssamtaler hos overvægtige kvinder, som søger fertilitetsbehandling på Holbæk Fertilitetsklinik – et observationsstudie. [Preconception care – effect of lifestyle conversations in obese women seeking fertility treatment at Holbæk Fertility Clinic – an observation study]. Student project, Holbæk Sygehus

Józków P, Rossato M (2017) The impact of intense exercise on semen quality. Am J Mens Health 11:654–662

Kipandula W, Lampiao F (2015) Semen profiles of young men involved as bicycle taxi cyclists in Mangochi District, Malawi: a case-control study. Malawi Med J 27:151–153

Köpp W et al (1997) Low leptin levels predict amenorrhea in underweight and eating disordered females. Mol Psychiatry 2:335–340

Lerchbaum E, Obermayer-Pietsch B (2012) Vitamin D and fertility: a systematic review. Eur J Endocrinol 166:765–778

Makanae Y et al (2015) Acute bout of resistance exercise increases vitamin D receptor expression in rat skeletal muscle. Exp Physiol 100:1168–1176

Morris SN et al (2006) Effects of lifetime exercise on the outcome of in vitro fertilization. Obstet Gynecol 108:938–945

Mudd LM et al (2013) Maternal physical activity during pregnancy, child leisure-time activity, and child weight status at 3 to 9 Years. J Phys Act Health 12:506–514

Nielsen HS et al (2016) Forebyggelse af nedsat frugtbarhed. [Prevention of reduced fertility]. Vidensråd for Forebyggelse. http://www.vidensraad.dk/sites/default/files/vidensraad_nedsatfrugtbarhed_digital_update-1.pdf. Zugegriffen am 27.10.2018

Palermo GD, Sills ES (Hrsg) (2018) Intracytoplasmic sperm injection. Springer, Berlin/Heidelberg

Persson M et al (2017) Risk of major congenital malformations in relation to maternal overweight and obesity severity: cohort study of 1.2 million singletons. BMJ 357:j2565

Priskorn L et al (2016) Is sedentary lifestyle associated with testicular function? A cross-sectional study of 1210 men. Am J Epidemiol 184:284–294

Rafiee B et al (2016) Comparing the effectiveness of dietary vitamin C and exercise interventions on fertility parameters in normal obese men. Urol J 13:3635–3639

Rosety MA et al (2016) Exercise improved semen quality and reproductive hormone levels in sedentary obese adults. Nutr Hosp 34:603–607

Schiffer C et al (2014) Direct action of endocrine disrupting chemicals on human sperm. EMBO Rep 15:758–765

Schmidt L, Pinborg A (2012) Fertilitet og Sundhed. [Fertility and health]. Munksgaard, Kopenhagen

Stepto NC et al (2013) Women with polycystic ovary syndrome have intrinsic insulin resistance on euglycaemic-hyperinsulaemic clamp. Hum Reprod 28:777–784

Stigsby C, Hartvig B (2014) Spis dig gravid. [Eat yourself pregnant]. Gads, Kopenhagen

Sundhedsstyrelsen (Hrsg) (2011) Fysisk aktivitet – håndbog om forebyggelse og behandlinge. [Physical activity – handbook on prevention and treatment]. Sundhedsstyrelsen, Kopenhagen. https://www.sst.dk/~/media/6B3A4AE698BC42139572C76C5854BA76.ashx. Zugegriffen am 28.10.2018

Voulgaris N et al (2017) Vitamin D and aspects of female fertility. Hormones (Athens) 16:5–21

Wise LA et al (2012) A prospective cohort study of physical activity and time to pregnancy. Fertil Steril 97:1136–1142

Yao X et al (2017) Vitamin D receptor expression and potential role of vitamin D on cell proliferation and steroidogenesis in goat ovarian granulosa cells. Theriogenology 102:162–173

9

Stress und Mind/Body-Kurse

© Springer-Verlag GmbH Deutschland, ein Teil von Springer Nature 2019
A. M. Jensen, *Kinderwunsch – Wie Physiotherapie helfen kann*,
https://doi.org/10.1007/978-3-662-58277-0_10

Ein unerfüllter Kinderwunsch ist für die meisten Paare bzw. Frauen leider mit sehr vielen Sorgen und sehr viel Stress verbunden. Die Fertilitätsbehandlung ist kein Zuckerschlecken. Sie müssen sich langwierigen Untersuchungen und Behandlungen unterziehen, und zwar zu Zeitpunkten, die Sie nicht selbst beeinflussen können. Sie müssen vielleicht künstliche Hormone nehmen und sich selbst mit einer Kanüle in den Bauch spritzen. Sie müssen „Kalendersex" betreiben und Sie versuchen vielleicht alkohol-, kaffee-, stress-, gluten-, chemie- und laktosefrei zu leben, um sicher zu sein, das Beste zu tun, um Ihre Schwangerschaftschancen zu erhöhen. Es ist ein riesiger Druck für ein junges Paar und seine Beziehung, über längere Zeit in Fertilitätsbehandlung zu sein – besonders für die Frauen, die in erster Linie diejenigen sind, die ihren Körper für die Behandlungen einsetzen müssen. Die fundamentale Angst davor, niemals Mutter werden zu können, kann auch selbst für die stärkste Frau sehr schwer zu ertragen sein.

Mehrere Studien weisen darauf hin, dass ein hohes Stressniveau bei Frauen nicht nur eine Folge, sondern auch eine Ursache für Fertilitätsprobleme sein kann. Die Schwangerschaftsrate ist bei Frauen, die versuchen, auf natürlichem Wege schwanger zu werden, bis zu 40 % reduziert, wenn sie selbstberichtete und/oder objektive Symptome von Stress aufweisen (Hjollund et al. 1999; Nillni et al. 2016; Lynch et al. 2014; Akhter et al. 2016). Wenn wir Stress haben, produzieren die Nebennieren Adrenalin und Kortisol. Dadurch wird die HPA-Achse (also die Hypothalamus-Hypophysen-Nebennierenrinden-Achse) beeinflusst und die Sekretion von Sexualhormonen aus der Hypophyse wird gestört. Dies führt zu einer Störung der Fortpflanzungsfunktionen.

Die Ergebnisse einer amerikanischen Studie aus dem Jahr 2016 deuten darauf hin, dass die weibliche Fertilität besonders im „fertilen Fenster", also 19–14 Tage vor dem ersten Menstruationstag, gegenüber Stress empfindlich reagiert (Akhter et al. 2016). Es sind also vor allem die Tage vor dem Eisprung, an denen Sie darauf achten sollten, Stress zu vermeiden. Vielleicht sollten Sie von einem gesellschaftlichen Ereignis fernbleiben, für das Sie nicht die Lust und Energie haben – besonders wenn es dort viele Schwangere oder frischgebackene Mütter gibt, die es Ihnen schwer machen, sich von Ihren Kinderwunschgedanken abzulenken. Planen Sie lieber etwas, was Ihre Tage verschönert und Sie beschwingt. Vielleicht können Sie sich von der Arbeit ein paar Stunden freinehmen und eine schöne Massage bekommen oder mit Ihrer besten Freundin in eine Therme gehen. Sind Sie der Typ, der am besten in freier Natur entspannen kann – und das vielleicht am liebsten allein –, so nehmen Sie sich die Zeit dafür. Oder Sie können mit Ihrem Partner an einem verlängerten Wochenende an einen Ort fahren, den Sie beide mögen. Es sind ja gerade auch diese Tage, in denen Sie sich Zeit füreinander nehmen sollten.

Wenn Sie die Zeit um den Eisprung ruhig und entspannt verbracht haben, brauchen Sie keine Angst vor etwas Stress zu haben. Bereits ab ein paar Tagen nach dem Eisprung bis zu 5 Tage vor dem nächsten ist Ihre Fertilität nicht mehr so empfindlich gegenüber Stress (Akhter et al. 2016). Das ist ja zum Glück die meiste Zeit Ihres Zyklus.

Auch bei den Männern ist ein Zusammenhang zwischen einem hohen Stressniveau und einer verringerten Samenqualität in der Forschung zu finden. Es ist jedoch schwierig festzustellen, ob der Stress die Ursache oder die Folge von Fertilitätsproblemen ist, weil die meisten Männer erst dann ihre Samenqualität untersuchen lassen, wenn sie schon ein Jahr ohne Erfolg versucht haben, mit Ihrer Partnerin eine Schwangerschaft zu erreichen (Nielsen et al. 2016). Bei Frauen, die in fortpflanzungsmedizinischer Behandlung sind, kann die Forschung nicht den gleichen klaren Zusammenhang zwischen hohem Stresslevel und einer niedrigen Erfolgsquote nachweisen. Dies kann darauf zurückzuführen sein, dass es schwierig ist, eine Kontrollgruppe zu finden, die aus Frauen besteht, die während der IVF-Behandlung nicht stressbelastet sind.

Die amerikanische Psychologin Alice Domar forscht seit vielen Jahren über den Zusammenhang zwischen Stress und physischer sowie psychischer Gesundheit. Ihr Fokus liegt dabei auf Fertilität und Mutterschaft. Domar ist Leiterin des „Domar Center for Mind/Body Health" in Massachusetts und hat eine Reihe von Büchern und wissenschaftlichen Artikeln über Stress und Fertilität publiziert, die mich bei meiner Arbeit sehr inspiriert haben. Sie hat viele interessante und gut beschriebene Studien durchgeführt, die den Effekt von Beratung, individueller Gesprächstherapie und Teilnahme an Mind/Body-Kursen untersucht haben. Nach Domars Forschung erreicht eine Teilnahme an Mind/Body-Kursen den besten Effekt auf Stressreduktion (Rooney und Domar 2018). Gleichzeitig scheinen diese Mind/Body-Kurse auch die Schwangerschaftschancen bei den Teilnehmerinnen markant erhöhen zu können (Domar 2011).

In Mind/Body-Kursen erlernen die Teilnehmerinnen und Teilnehmer körperliche und mentale Strategien für das Stressmanagement und werden über einen gesunden reproduktiven Lebensstil unterrichtet. Die Idee dahinter, infertile Paare oder Frauen in Gruppen zusammenzubringen, ist natürlich auch, dass sie sich gegenseitig unterstützen und miteinander Erfahrungen austauschen können. Es kann für die jungen Paare bzw. die Frauen sehr erleichternd sein, andere in einer ähnlichen Situation zu treffen – insbesondere für diejenigen, die lange kämpfen müssen, schwanger zu werden, oder vielleicht alleine, ohne Partner, kämpfen.

Kleinere Interventionsstudien, bei denen infertile Frauen an Gruppenunterricht in Yoga, Mindfulness oder Psychotherapie teilgenommen haben, konnten ebenfalls positive Wirkungen auf das Wohlbefinden der Teilnehmerinnen feststellen (Galbardo et al. 2013; de Liz und Strauss 2005; Oron et al. 2015).

Wenn Sie das Glück haben sollten, einen Physio- oder Psychotherapeuten oder ein Yoga-Institut in der Nähe zu haben, welche Mind/Body-Kurse für Infertile anbieten, kann ich dies sehr empfehlen. Ich selbst biete in meiner Praxis in Kopenhagen seit 3 Jahren Mojzisova-Gruppentraining für Infertile an. Bei jedem Kurs bin ich tief davon bewegt, wie hart die Frauen kämpfen und wie sie sich gegenseitig unterstützen. Die Möglichkeit, an solch einem Mind/Body-Kurs für Infertile teilzunehmen, ist eines der wenigen positiven Erlebnisse, die viele aus dieser schwierigen Zeit mitnehmen. Es kann sehr bereichernd sein, in ein solches Forum zu kommen, wo man sich mit positivem Interesse und konstruktiver Neugier in seine Probleme vertiefen kann, Seite an Seite mit anderen in der gleichen Situation. Und nicht weniger fantastisch ist es zu erleben, wie viele Frauen im Laufe des Kurses schwanger werden – und dies oft sogar natürlich.

Im Zeitraum zwischen Oktober 2015 und November 2017 haben 126 Frauen zwischen 26 und 47 Jahren an meinen Mojzisova-Trainingsgruppen teilgenommen. Die Teilnehmerinnen waren zwischen 10 Monate und 10 Jahre lang infertil gewesen, als sie den Kurs begannen. Als ich sie 9–14 Monate nach dem Ende des Kurses für ein E-Mail-Interview kontaktierte, waren 122 für diesen Follow-up-Kontakt zugänglich. 90 von ihnen waren schon schwanger geworden, 34 von ihnen auf natürlichem Wege (◘ Tab. 10.1).

Die Kurse bestehen aus theoretischem Unterricht zur reproduktiven Gesundheit und praktischem Training. Wir treffen uns einmal pro Woche 6 Wochen lang oder an einem 7 Stunden dauernden Ganztags-Workshop am Wochenende. Die Wochenend-Workshops biete ich in erster Linie für die Frauen an, die nicht in der Nähe wohnen und deswegen nicht jede Woche nach Kopenhagen reisen können. Damit auch nicht dänischsprachige Frauen teilnehmen können, werden die Wochenend-Workshops auf Englisch durchgeführt. Sowohl bei den wöchentlichen Kursen als auch an den Wochenend-Workshops sprechen wir über all das, was man selbst tun kann, um seine Chancen auf eine Schwangerschaft zu verbessern. Wir arbeiten mit Themen wie Umgang mit Stress, Training, Ergonomie, Körperhaltung, Position und Bewegung der Gebärmutter, Narbengewebe, Bedeutung von Muskelverspannungen und sprechen auch über Essgewohnheiten, Nahrungsergänzungsmittel, Alkohol, Kaffee und Fernsehgewohnheiten. Danach trainieren wir zusammen und schließen oft mit einer Psoas-Entspannung ab. Das Training in meinen Workshops basiert auf dem Übungsprogramm von Mojzisova, das alle meine Kursteilnehmerinnen bis zur Perfektion lernen, sodass sie zu Hause weiter trainieren können.

Wie aus ◘ Tab. 10.1 hervorgeht, ist die Schwangerschaftsrate meiner Gruppenteilnehmerinnen relativ hoch. Es muss aber auch gesagt werden, dass die meisten der Teilnehmerinnen von mir auch individuelle Behandlungen bekamen. Das waren z. B. manuelle Narbengewebsbehandlungen und/oder Lasertherapieanwendungen.

◘ **Tab. 10.1** Schwangerschaftsraten nach Teilnahme an Mind/Body-Kursen für infertile Frauen in Kopenhagen 2015–2017

Resultat/Alter	Altersgruppe					
	25–29 Jahre	30–34 Jahre	35–39 Jahre	40–44 Jahre	45–49 Jahre	(Durchschnitt 35,5 Jahre) Insgesamt
Anzahl der Teilnehmerinnen	14	50	22	33	3	122
Schwangere insgesamt	12	43	17	15	3	90
Davon natürlich schwanger	8	19	4	3	–	34
IUI	–	4	1	1	–	6
IVF/ICSI	3	20	11	8	–	42
Eizellenspende	1	–	1	3	3	8
Nicht schwanger	2	7	5	18	0	32
Erfolgsrate insgesamt	86 %	86 %	77 %	45 %	100 %	74 %
Erfolgsrate für natürliche Schwangerschaft	57 %	38 %	18 %	9 %	0 %	28 %
Anzahl der Fehlgeburten nach der 6. Woche	0	2	3	4	0	9
Erwartete Geburten	12	41	14	11	4	82

Meinen besonders von Stress betroffenen Patientinnen biete ich auch Entspannungsmassagen z. B. zur Psoas- und Gracilis-Entspannung und/oder eine individuelle Anleitung zu Atemübungen an. Ungefähr 90 % der 122 Gruppenteilnehmerinnen in diesem Projekt ergänzten das Training mit individueller Physiotherapie.

Physiotherapeutische Fertilitätsbehandlung ist keine „Quick-Fix-Therapie". Selbst wenn Sie die physiotherapeutischen Angebote mit medizinischer Kinderwunschbehandlung kombinieren, kann es lange dauern, bis Sie am Ziel sind. Weniger als 25 % werden beim ersten ART-Versuch schwanger. Andere müssen einige Monate oder sogar mehrere Jahre kämpfen, bis es gelingt.

Sorgen Sie dafür, dass Ihr Fertilitätsproblem nicht Ihr ganzes Leben überschattet. Vereinbaren Sie z. B. mit Ihrem Partner, sich nicht mehr als 10–20 Minuten am Tag damit zu beschäftigen (am Anfang vielleicht etwas mehr). Das ist in der Regel genug, um einander mit Gedanken, Erlebnissen und Überlegungen auf den neuesten Stand zu bringen und zu googlen, was zu googlen ist. Den Rest des Tages sollten Sie sich mit etwas anderem beschäftigen, etwas, was Ihnen Lebensqualität in Ihrer Beziehung oder einfach Freude bringt.

Sie könnten auch verabreden, um welche Tageszeit Sie über Ihre Fertilität sprechen wollen. Dann wissen Sie – und das ist besonders für den Mann sehr wichtig –, dass Sie den Rest des Tages „frei" haben. Sollten Sie dann erleben, dass Ihre Gedanken trotzdem immer und immer wieder um die Fertilität kreisen, dann lassen Sie diese vorbeifliegen und sagen Sie „Hallo Gedanke, du bist zu früh. Wir sind erst um 18–18:20 verabredet. Momentan bin ich mit etwas anderem beschäftigt – also bis dann."

Vergessen Sie nicht, Ihre Aufmerksamkeit auf all das Gute in Ihrem Leben zu richten. Zum Beispiel Liebe, Finanzlage, Gesundheit, Arbeit, Wohnung, Reisen, Beziehungen usw. Die schwierigen Dinge im Leben sollten nicht zu viel Platz einnehmen. Es gibt niemanden, der immer alles bekommt, was er sich im Leben wünscht. Auch nicht Ihre neue Kollegin, die gerade zum dritten Mal natürlich schwanger geworden ist.

Liebe Frauen und Männer, Ich wünsche Ihnen viel Erfolg bei der Erfüllung Ihres Kinderwunsches.

Literatur

Akhter S et al (2016) The impact of periconceptional maternal stress on fecundability. Ann Epidemiol 26:710–716.e7

Domar AD (2011) Impact of a group mind/body intervention on pregnancy rates in IVF patients. Fertil Steril 95:2269–2273

Galbardo A et al (2013) Mindfulness-based program for infertility: efficacy study. Fertil Steril 100:1059–1067

Hjollund NH et al (1999) Distress and reduced fertility. Fertil Steril 72:47–53

de Liz TM, Strauss B (2005) Differential efficacy of group and individual/couple psychotherapy with infertile patients. Hum Reprod 20:1324–1332

Lynch CD et al (2014) Preconception stress increases the risk of infertility; results from a couple-based prospective cohort study – the LIFE study. Hum Reprod 29:1067–1075

Nielsen HS et al (2016) Forebyggelse af nedsat frugtbarhed, Vidensråd for Forebyggelse. [Prevention of reduced fertility]. http://www.vidensraad.dk/sites/default/files/vidensraad_nedsatfrugtbarhed_digital_update-1.pdf. Zugegriffen am 27.10.2018

Nillni YI et al (2016) Depression, anxiety, and psychotropic medication use and fecundability. Am J Obstet Gynecol 215:453.e1–453.e8

Oron G et al (2015) A prospective study using Hatha Yoga for stress reduction among women waiting for IVF treatment. Reprod Biomed Online 30:542–548

Rooney KL, Domar AD (2018) The relation between stress and infertility. Dialogues Clin Neurosci 20:41–47

Serviceteil

© Springer-Verlag GmbH Deutschland, ein Teil von Springer Nature 2019
A. M. Jensen, *Kinderwunsch – Wie Physiotherapie helfen kann*,
https://doi.org/10.1007/978-3-662-58277-0

Anhang: Weiterführende Literatur

- **Gesundheitsrisiken im Zusammenhang mit der assistierten Reproduktionstechnik**

Chan WS, Dixon ME (2008) The „ART" of thromboembolism: a review of assisted reproductive technology and thromboembolic complications. Thromb Res 121(6):713–726

Hargreave M et al (2013) Fertility treatment and childhood cancer risk: a systematic meta-analysis. Fertil Steril 100(1):150–161

Meister TA et al (2018) Association of assisted reproductive technologies with arterial hypertension during adolescence. J Am Coll Cardiol 72(11):1267–1274

Pinborg A et al (2013) Why do singletons conceived after assisted reproduction technology have adverse perinatal outcome? Systematic review and meta-analysis. Hum Reprod Update 19(2):87–104

Reigstad MM et al (2016) Risk of cancer in children conceived by assisted reproductive technology. Pediatrics 137(3):e20152061

Sandin S et al (2013) Autism and mental retardation among offspring born after in vitro fertilization. JAMA 310(1):75–84

Svahn MF et al (2015) Mental disorders in childhood and young adulthood among children born to women with fertility problems. Hum Reprod 30(9):2129–2137

Tararbit K et al (2013) The risk for four specific congenital heart defects associated with assisted reproductive techniques: a population-based evaluation. Hum Reprod 28(2):367–374

Tenorio J et al (2016) Clinical and molecular analyses of Beckwith-Wiedemann syndrome: comparison between spontaneous conception and assisted reproduction techniques. Am J Med Genet Part A 170A:2740–2749

Williams CL et al (2018) Risks of ovarian, breast, and corpus uteri cancer in women treated with assisted reproductive technology in Great Britain, 1991–2010: data linkage study including 2.2 million person years of observation. BMJ 362:k2644

Stichwortverzeichnis

Printed and bound by PG in the USA

USA2019PGIL